物联网工程与智慧医疗人才的跨学科培养

陈澜祯　著

科学出版社
北　京

内 容 简 介

本书深入探讨了物联网工程专业在当前技术融合背景下的发展趋势与教育创新，系统梳理了国内外物联网专业的开设现状，分析了现有物联网工程专业人才培养模式中的共性优势与不足。通过翔实的案例分析和研究，本书展示了边缘计算、5G 技术和人工智能等前沿技术人才培养在跨学科物联网领域中的应用需求与紧迫性，并提出了创新的跨学科人才培养模式和教育方案，特别强调了“医工结合”的教学创新。本书旨在全面提升物联网工程专业的教学质量和人才培养水平，适合高校教育者和致力于物联网领域发展的专业人士阅读。

图书在版编目（CIP）数据

物联网工程与智慧医疗人才的跨学科培养 / 陈澜祯著. -- 北京 : 科学出版社, 2025. 2. -- ISBN 978-7-03-080266-8

Ⅰ. R197.1-39

中国国家版本馆 CIP 数据核字第 2024LZ1089 号

责任编辑：赵丽欣 / 责任校对：王万红
责任印制：吕春珉 / 封面设计：东方人华平面设计部

科学出版社 出版
北京东黄城根北街 16 号
邮政编码：100717
http://www.sciencep.com
天津市新科印刷有限公司印刷
科学出版社发行　各地新华书店经销
*
2025 年 2 月第　一　版　　开本：787×1092 1/16
2025 年 2 月第一次印刷　　印张：9 1/2
字数：225 000

定价：120.00 元

（如有印装质量问题，我社负责调换）
销售部电话 010-62136230　编辑部电话 010-62135120-2005

版权所有，侵权必究

前　言

在技术不断融合的时代背景下，物联网技术作为国民经济、信息化和智能化建设发展的重要支撑，迎来了新的发展机遇。在教育领域，随着物联网技术在跨学科领域的不断发展和应用，人们对物联网工程专业的人才需求也越来越高，特别是在跨学科培养和教学创新方面。本书旨在探讨在技术融合的背景下，如何构建物联网工程专业的跨学科培养模式，并通过教学创新来满足不断增长的人才需求。

本书以科学研究的方法为指导，回顾总结了物联网工程专业的发展历程，系统梳理了物联网工程技术的发展趋势，分析了当前面临的挑战和教育需求，探讨了跨学科培养模式和教学创新的路径和方法，并通过案例研究展示了具体的教学实践。希望通过这样的探索，能够为物联网工程专业的教育改革提供一些新的思路和参考，促进该领域人才培养的质量和水平不断提升。

本书从物联网工程专业的背景及技术发展趋势出发，首先介绍物联网工程本科专业的发展现状、国内外物联网专业的开设情况以及人才培养概况；随后，分析物联网技术应用发展新趋势，包括边缘计算、5G 技术的推动以及人工智能与物联网的融合等；其次，探讨物联网工程专业的教学研究进展，包括教学研究趋势、创新教育理论和跨学科教学创新的必要性等；接着，分析技术融合背景下的跨学科培养模式，介绍跨学科研究和我国跨学科教育的发展现状，并阐述跨学科本科培养模式的实践和探索；最后，重点探讨物联网工程专业在跨学科培养方面存在的问题及影响因素，并以医工人才培养为例，介绍医工结合的教学创新方案和案例，以期为相关研究提供借鉴和启示。

本书是 2021 年江西省科技厅重点研发项目“基于多源大数据的传染病、重症防控与区域协同救治决策平台研发与应用（项目编号：20212BBG73043）”的研究成果之一。同时，本研究方获国家留学基金委高级研究学者、访问学者、博士后项目（项目编号：CSC 202208360098）资助，在此谨致谢忱。

本书力求客观、全面地呈现物联网工程专业教育的现状和挑战，积极探索解决问题的途径和方法，并期待能够与读者共同分享对物联网工程教育的思考和认识。

由于作者水平有限，书中难免存在不足之处，敬请专家和读者批评指正。

编　者

2024 年 9 月

目　　录

第 1 章 物联网工程专业背景及技术发展趋势

在当今数字化浪潮中，物联网（Internet of Things，IoT）作为一种创新的信息通信技术，通过无线传感器网络、射频识别技术（radio frequency identification，RFID）和互联网技术等媒介，将实体世界与数字世界紧密相连，形成了一种无形的纽带，激发了物理与虚拟世界的奇妙交融。在物联网的推动下，我们见证了各个领域的巨大变革，以智能、便捷、高效为特征，引领着未来的发展方向。在当前技术融合的大背景下，物联网技术在智能家居、智慧健康、智能物流、智能制造、智能能源、智能环保、智慧零售、智能交通等诸多领域发挥着重要作用，推动着各个领域的智能化和现代化进程。物联网技术的迅速发展对人才培养提出了新的挑战与机遇。本章将回顾国外发达国家和我国物联网工程专业的开设情况和发展历程，通过深入剖析物联网工程专业人才培养的现状与未来物联网技术应用发展的新趋势，展望物联网技术发展对于跨学科人才培养的需求。

1.1 本科物联网工程专业的发展

物联网被称为是继计算机、互联网之后世界信息产业的第三次浪潮[1]，在社会的各个领域都得到了广泛的应用。物联网的基本思想最早可追溯到 1999 年，美国麻省理工学院提出了 EPC（electronic product code，电子产品代码）系统的概念[2]，作为物联网早期构想之一。1999 年，建立在物品编码、RFID 技术和互联网的基础上，美国自动识别中心首先提出物联网概念。2005 年 11 月 17 日，在信息社会世界峰会（World Summit on the Information Society，WSIS）上，国际电信联盟（International Telecommunication Union，ITU）发布了《ITU 互联网报告 2005：物联网》。报告指出："RFID、传感器技术、纳米技术、智能嵌入技术是物联网的核心技术，将在本世纪得到广泛应用[3]。"

物联网有着多种定义，整体上强调了其通过嵌入的传感器和通信技术，将物理对象相互连接并与互联网交换数据的能力，突出物联网在信息共享和智能处理方面的功能[4]。它还被视为一个全球网络，各个物理对象通过唯一标识符识别并实现数据交换，强调了物联网的体系结构及其在物理与数字世界融合中的作用。物联网还被定义为把物理对象、数据、流程与人连接的生态系统，通过传感器和数据分析，不仅可以实现业务流程的优化与创新，还推动了工业自动化、智能制造和数字化转型[5-7]。尽管业界对物联网的概念定义不一，但从广义上来说，只要涉及信息技术的应用，都可以纳入物联网的范畴。

从 2009 年下半年开始，物联网这一概念逐步走进了公众视野。随着 IBM 在 2008

年提出“智慧地球”[8]概念和中国在2009年提出“感知中国”[9]概念，标志着各国政府对物联网产业的关注和支持力度已经提升到国家战略层面，在各个国家引起了技术、产业、资本等方面的高度重视。

目前，国外对物联网的研发与应用主要集中在美国、欧洲、日本、韩国等。最初的研发方向主要是条形码、RFID等技术在商业零售、物流领域的应用，而随着RFID、传感器技术、近程通信以及计算技术等的发展，近年来其研发、应用开始拓展到环境监测、生物医疗、智能基础设施等领域。欧洲智能系统集成技术平台（European Technology Platform on Smart Systems Integration, EPoSS）在 *Internet of Things in 2020* 报告中分析预测，未来物联网的发展将经历四个阶段：2010年之前RFID被广泛应用于物流、零售和制药领域，2010～2015年物体互联，2015～2020年物体进入半智能化，2020年之后物体进入全智能化[10]。

2010年9月，《国务院关于加快培育和发展战略性新兴产业的决定》明确将物联网列为我国战略性新兴产业。自2011年起，我国物联网工程本科专业开始招生。在《普通高等学校本科专业目录（2012年）》中，物联网工程专业位于“工学”学科的计算机大类下，专业代码为080905T，标准学制四年，毕业后授予工学学士学位。

2012年6月，教育部高等学校计算机科学与技术专业教学指导委员会编制了物联网工程专业规范，明确了物联网是一门多学科交叉、侧重于行业应用的新兴学科。办学单位应根据各学校的特色，结合区域和学科优势，面向国防军事、公共安全、交通、供电供气网络、农林牧业、环境监测、工业与自动化控制、医疗健康、物流、金融、旅游服务业、建筑家居等重点行业领域开展基于物联网工程的跨学科专业建设与人才培养，打造“理工交叉”、“农工结合”、“医工结合”、“商工融合”和“文工结合”的物联网工程专业应用型或复合型人才[11]。

1.1.1　国外发达国家物联网专业的开设情况

物联网的技术内容涉及大数据（big data）、机器学习（machine learning）、人工智能（artificial intelligence，AI）、机器人技术（robotics）等主干课程。物联网工程专业是一门多学科交叉的专业，许多国家将其归类为计算机工程（Computer Engineering，CE）或相关领域。

在美国，大学的电子工程类专业统称为EE（Electrical Engineering），计算机类专业统称为CS（Computer Science）。这两个大类专业研究方向和重点不同，但又相辅相成[12]。物联网工程则是EE和CS两个学科都会涉及的交叉专业。据了解，目前美国高校中，物联网通常作为一个研究方向或课程来开设，而不是单独设立一个专业。有些学校将计算机工程与计算机科学结合，称之为CSE（Computer Science and Engineering）；有的学校将计算机工程与电子工程结合，称之为ECE（Electrical and Computer Engineering）。学习方式通常是第一年修读核心课程，第二年根据兴趣选择专业方向课程。例如，麻省理工学院的电子工程专业与计算机科学专业包含两个大研究方向：一个是 EE，一个是 CS。物联网工程可能作为 CS 下的一个研究方向[13]。

在英国，为了推动物联网的创新研究，2016 年英国宣布建立新物联网研究中心——PETRAS 物联网中心。该中心是英国政府物联网计划的项目之一，旨在加强英国全球物联网领域的领先地位。该中心由英国 24 个研究机构组成，包括伦敦大学学院、帝国理工学院、牛津大学、华威大学、兰卡斯特大学、南安普顿大学、萨里大学、爱丁堡大学及卡迪夫大学等高校[14]。这些大学有些开设了物联网命名的专业，有的高校虽未设立物联网专业，但提供相关课程，如人工智能和机器学习。

在法国，位于 EURECOM 亚安蒂波利斯科技园（法国里维埃拉）的数字科学研究生院和研究中心，是欧洲主要的电信研究和教育机构。它于 1991 年以联盟形式成立，允许建立由知名学术和工业合作伙伴组成的庞大网络。该中心提供硕士和博士学位培养，其中 EURECOM 理学硕士学位下有一个“IoT”专业[15]。

在瑞典，位于南部的马尔默大学（Malmo University）的计算机科学技术下设有物联网硕士项目，涉及计算机科学的先进技术和研究。应用领域包括智能交通、智能城市、智能生活、智能能源、智能健康和智能学习[16]。

综上所述，美国、英国、法国和瑞典等国通过不同的教育体系和研究机构，推动了物联网相关技术的创新与应用。尽管许多国家虽尚未将物联网设立为独立专业，但已将其作为研究方向开设在综合性和研究型大学中，其在电子工程、计算机科学及其他相关领域中的重要性日益凸显，并在全球范围内得到了广泛关注和发展。面向医疗应用的物联网研究，则主要集中在具体的技术应用研究方面。随着技术的不断进步，物联网将继续促进智能城市、智能交通和智能生活等多个领域的变革，未来的发展潜力巨大。

1.1.2　我国物联网专业的开设情况

2010 年 7 月，教育部正式公布了高等学校战略性新兴产业本科新专业名单，其中，有 30 所大学新设了“物联网工程”专业。分别是北京理工大学、哈尔滨工业大学、哈尔滨工程大学、南京航空航天大学、西北工业大学、北京科技大学、北京邮电大学、天津大学、大连理工大学、东北大学、吉林大学、河海大学、江南大学、合肥工业大学、山东大学、武汉大学、华中科技大学、武汉理工大学、中南大学、重庆大学、西南交通大学、电子科技大学、四川大学、西安交通大学、太原理工大学、江苏大学、苏州大学、山东科技大学、西北大学、湖南大学[17]。经过十余年的发展，我国已有数百所高校开设了物联网工程专业。

经过作者资料检索和梳理更新，将各省市开设该专业的本科院校数量进行整理，如表 1.1 和图 1.1 所示。

表 1.1　全国各地物联网工程专业高校分布（截至 2021 年 3 月）

省市	院校数量/所	省市	院校数量/所	省市	院校数量/所
北京	15	浙江	14	海南	3
天津	13	安徽	25	重庆	16
河北	25	福建	19	四川	22
山西	10	江西	22	贵州	12
内蒙古	4	山东	25	云南	14
辽宁	14	河南	34	陕西	30
吉林	10	湖北	35	甘肃	9
上海	5	湖南	16	青海	1
江苏	36	广东	20	宁夏	1
黑龙江	15	广西	15	新疆	4

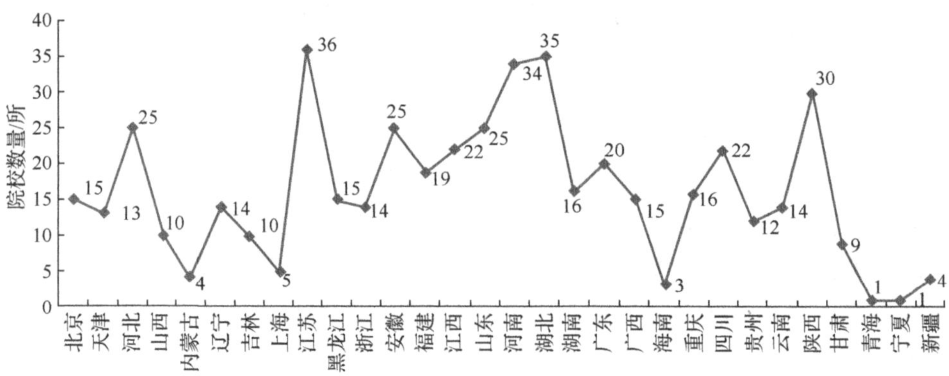

图 1.1　全国物联网工程专业本科高校分布

从各省的分布图可以看出，该专业在江苏省高校开设得较多，这与江苏省是我国重要的物联网产业基地有一定关系。“十三五”期间，湖北、河南、陕西三省开设物联网工程专业的院校数量也有所增加。而随着 2018 年人工智能专业的开办，物联网工程专业在全国各高校的开设情况需要进一步观察和分析。

1.2　物联网工程专业人才培养概况

尽管近年来我国高校物联网工程专业的开设情况需要进一步观察和分析，但学科融合与尖端技术发展有力地推动了物联网技术不断创新，特别是全球发展对医工交叉融合的需求，对跨学科高级物联网工程人才的需求日益增长。然而，目前我国跨学科人才培养过程中存在着一系列具体问题，如课程设置不合理、师资力量不足、学生跨学科学习能力有限等，这不仅是高校面临的新挑战，也考验着学生的学习能力与综合素质。

1.2.1　物联网工程专业存在的普遍问题

物联网工程专业面临着多重挑战，包括人才培养目标的模糊性、尚不完善的评价标准，以及针对行业应用的人才培养研究不足等。这些普遍问题不仅影响了专业的整体发展，也制约了学生的综合素质提升，需要各高校共同努力，以制订切实可行的方案，推动物联网工程专业的健康发展。

其一，尽管物联网的概念和范畴在不断演进，但其在教育体系中的定位仍显得模糊，导致专业培养目标缺乏一致性和明确性。由于物联网工程是一个融合多学科知识的新兴学科，存在着各种不同的解释和观点，其理论体系仍在不断发展和完善中。随着物联网技术的普及，应用场景不断扩展和深化，人们对于物联网的认识也在不断深入，对物联网工程专业的需求也在不断增加。因此，对于物联网工程专业人才的培养目标和规格、教学内容的设计以及实践教学的科学安排等方面，需要不断地进行调整和优化，以适应不断变化的技术和市场需求。近年来，一些高校和研究机构已经开始积极探索物联网工程专业的课程设置和实践教学模式，以确保培养出更符合市场需求的人才。不同领域的研究者对物联网的思考基于不同的出发点，短期内可能还没有完全达成共识。作为一个战略性的新兴本科专业，物联网工程专业在培养目标和规格、面向不同应用领域的必修知识体系框架，以及课程教学和实践教学的科学设置等方面，仍有许多问题需要各办学单位在专业建设过程中深入思考和解决。

其二，物联网工程专业建设目前在评价标准方面仍有待完善。物联网工程专业在我国的高等教育人才培养起步较晚，2011 年全国才开始对该专业首次招生。随着物联网技术的迅速发展，各高校在人才培养、课程建设、实验室建设、教学方法与手段创新等方面都在不断摸索。特别是在新兴应用领域，如智慧城市、智能制造、健康医疗和农业管理等。

虽然目前中国已有工程教育专业认证，但尚未有专门针对物联网工程专业的认证标准，这使得该专业在建设和评估过程中面临一定的挑战。认证标准的缺乏不仅影响课程和教学的规范化，还可能导致人才培养与行业需求之间的脱节。为应对这一挑战，教育机构可以借鉴其他成熟学科的认证体系，结合物联网领域的最新发展动态，逐步建立适合我国国情的物联网工程专业认证标准。专业办学单位也可以开展专业的校内诊断性自评估，以促进各校挖掘学科特长、实现有效融合，办出专业特色。

其三，面向具体行业应用的物联网工程专业建设与人才培养研究仍有待深入。如果培养物联网工程专业人才是为了满足国内物联网战略性新兴产业的发展需求，那么办学单位需要明确该产业所需的人才类型和具体要求，并通过详细的市场调研和数据分析来确定各层次、各应用领域对物联网专业人才的需求规模。作为教育部战略新兴专业，物联网工程专业的建设需要特别关注物联网与各行业的有效融合。高校需要根据产业需求和发展规律，在培养过程中体现专业与行业的特色。培养的毕业生如何与国际专业用人标准接轨也是一个重要问题。可以参考国际先进的教育模式和标准，结合国内实际情况，制订出符合国际标准的人才培养方案。面向具体应用领域的物联网工程专业教育需要明确培养目标和效果。先设定具体的培养目标，如培养具备创新能力、实践能力和跨学科能力的高素质人才，并通过科学的教学体系和实践教学体系来实现这些目标。具有交叉学科背景的专业建设需要综合考虑各学科的特点和优势，制订出科学合理的课程体系和教学计划。围绕专业与行业特色，高校需要开展相关的专业定位、专业人才培养模式、教学体系建设、实践教学体系构建、教学改革等一系列问题的深入研究和探讨。

其四，与医学相关的物联网工程专业人才培养的研究成果较少。一方面，这是因为我国开展物联网工程的医学院数量较少。截至 2021 年 3 月，在我国开设物联网工程本科专业的数百院校中，医学院校开设该专业的仅有 5 所。这一现象反映了医学院在物联网工程领域的参与度较低。另一方面，学界开展的与医学相关的物联网工程专业研究也较少。虽然早在 2011 年物联网工程专业的建设初期，就有研究人员探讨过卫生物联网专业设置与人才培养模式的前瞻性问题，并提出卫生物联网专业需要有卫生行业自身需求与特征。例如，在课程设置上要兼顾医学与物联网工程技术，专业课程应由医学课程和物联网工程课程组成。但物联网工程专业经过十余年的办学发展，针对如何培养面向医疗应用领域的物联网工程专业人才的文献增长缓慢。现有相关文献的作者主要来自我国已开设物联网工程专业或专业方向的医学院校，且未发现发表该研究主题的三篇以上系列论文的单位。因此，针对物联网工程专业与医学相结合的研究探讨目前还比较粗浅，主要停留在实验室建设、教学方法与人才培养模式探索阶段。

其五，我国高校在医工结合方面的实质性融合仍有待加强。医学与工程学科的交叉、渗透和融合是生命科学与医学科学发展的必然趋势，将引领未来交叉学科技术的不断创新。科学发展史表明，科学上的重大突破、新的生长点乃至新学科的产生，常常在不同学科的交叉和相互渗透的过程中形成[18]。因此，医工学科的相互渗透和融合将推动未来医学技术的不断创新。然而，近年来高校的“医工交叉”发展尚未形成规模效应，医工结合“形融”有余而“意融”不足。从“医工结合”研究主题的国内文献情况、贡献单位数量、文献被引情况和 H 学术指数来看，由同一团队或个人发表的“医工结合”研究系列论文较少，体系化研究的呈现尚显不足，主要集中于单独研究和针对具体细节的课程改革与平台搭建方面。

1.2.2　医工融合人才培养

随着 2016 年 10 月 25 日《“健康中国 2030”规划纲要》的发布，社会对“医工结合”的需求显著增加。该纲要明确提出了“健康中国 2030”建设的目标和任务，强调了医学与工程技术的结合在提升医疗服务质量和效率方面的重要性。“健康中国 2030”战略的提出，使得推进“融合、协同”，引领科技成果创新成为国家优先发展的战略选择。在这一政策的引导驱动下，我国高校积极响应并逐渐建立“医工交叉”“医工融合”研究中心，并开设新兴多学科交叉专业。例如，清华大学等综合类大学已经设立了相关研究中心，致力于推动医工结合的深入发展。经过数年的发展，我国综合类大学在“医工交叉”学科建设方面取得了显著进展，从最初的“医工结合”逐步向“医工融合”的高度发展。

1. 一流大学加速推进优势学科与医学科学的交叉融合

在当今高等教育的背景下，学科交叉融合被视为推动科学创新和解决复杂社会问题的重要策略[19]。一流大学积极打造基于医学的交叉学科与跨学科研究平台，以增强学科间的协同效应和创新能力。自 2016 年开始，清华大学为推动学科间的交叉互融创新，先后建设了多个“医工结合”研究中心和跨学科交叉科研机构。作为其中杰出代表的精准医学研究院于 2016 年 3 月 17 日成立，旨在发挥学校现有学科优势，以重大疾病防治需求为导向，建设临床医学与临床转化科研平台，构建集工学、理学、生命科学与医学（基础医学、临床医学）于一体、产学研相结合的创新联盟。该研究院通过整合校内外资源，搭建了清华大学理工科研院系与临床医学院的合作平台，为“医工交叉”研究提供了丰富的资源、合作架构与服务。2019 年，该研究院正式启动了六大“医工结合”研究中心，涵盖智慧健康、临床大数据、数字医疗、医疗机器人、医学转化影像中心、人工心肺和可穿戴/可植入医疗设备等重要领域，探寻交叉学科的创新点[20]。这些研究中心的启动标志着清华大学在医工结合领域的进一步深化和拓展。此外，清华大学医工交叉研究院定期召开“医工交叉‘大家’说”系列论坛，邀请各个学科领域的专家，从非医学的视角阐述和解析医学问题，以激发新思想，实现创新。这些论坛不仅促进了学术交流，还为跨学科合作提供了新的思路和方法。

2018 年，同济大学为突破单一学科难以解决的重大科技问题，启动建设“医工交叉创新研究院”。该研究院位于浦东三林东方医院南院，是同济大学“双一流”建设的重要组成部分，汇集了多家附属医院、大学医学院、多个理工科二级学院（如生命科学与技术学院、环境科学与工程学院、科学与工程学院、信息技术学院、材料科学与工程学院）以及相关行业协会、制药企业和医疗器械公司的力量。通过不同领域、学科的科研人员开展协同合作和资源整合，探索“医工交叉”学科的新生长点，提高科研成效。

2. 高校积极响应“健康中国 2030”战略和地方政府发展的要求

2016 年以来，北京航空航天大学响应“服务人民健康”国家重大战略需求，以创新驱动发展为指引，通过与中关村发展集团和北京市房山区政府签署战略协议，成立了医工交叉创新研究院。研究院依托北京市丰富的医疗资源，积极培育临床创新成果，致力于打造高效健康的医疗发展新格局。同时，研究院加大引入资本市场、参与技术转化，先后成立了北航首医大数据精准医疗、生物医学工程、大数据科学与脑机智能三大高精尖创新中心，以及中关村南部创新城（房山区）“医工硅谷”，共同打造立足北京、辐射京津冀、影响全球的“医工交叉”融合创新研究平台。该平台旨在实现国际领先优势的科学研究项目、“医工交叉”原始技术、高端医疗装备和先进养老康复设备等的创新研究与成果转化，共同助力北京科创中心建设。2018 年 2 月，东南大学与南京医科大学响应国家发展战略，为支持国家医药工程相关产业转型升级，助力南京打造创新名城，共同签署了《东南大学南京医科大学交叉创新研究院合作协议》，共同建设“医工交叉”创新研究院。该研究院关注大型医疗设备、新型医学材料等方面的国际学术前沿研究和成果转化，旨在通过构建共同科研平台，挖掘南京现有“校、医、企”的创新潜力，汇聚科研队伍，探索运行机制，以高水平科研带动校际间的交叉学科人才培养，引领南京市整体“医工交叉”方向的科技创新与产业发展。

为进一步创新医学教育和医疗健康服务模式，2020 年 6 月 6 日，上海大学与上海宝山区人民政府签署了深化战略合作协议，计划成立“医工交叉研究院”，并与上海交通大学、同济大学、复旦大学上海医学院、上海交通大学医学院、上海细胞治疗集团签署合作框架协议，具体内容包括共同开展医学工程与转化医学研究，推动科技创新与成果转化。2020 年 9 月 26 日，上海理工大学和上海交通大学医学院共建“医工交叉”创新研究院和“医工交叉”研究生院，旨在通过多学科交叉融合，开展“医工交叉”科技创新与高层次人才培养，推动医学与工程的深度融合。上海高校积极推进“校际合作”共建“医工交叉”研究院，旨在凭借综合类大学的科研优势，聚焦重大疾病防治需求，通过多学科的交叉融合，实现优势互补，达到以下四个建设目标：一是实现科技引领创新，重点解决人口老龄化、公共卫生等领域的重大医学问题，加快建设亚洲医学中心城市的进程，服务健康中国；二是积极开展医学工程与转化医学研究，建设国际一流医学学科，探索仪器制造、材料开发、智能检测、精确诊断等领域的新技术、新途径和新方法，产出一些具有核心技术价值的原创性成果；三是探索面向未来的医学创新和新医科教育，培养兼具理、工、文、医等学科背景，博学识、强研究、善转化的复合型人才，为我国未来的医学发展提供人才支撑；四是通过多个单位和研究院参与“医工交叉”研究平台的共建与人才培养，开展“医工交叉”项目合作、论坛、沙龙交流，创新合作组织形式、活动模式与合作体制，打造全国高校“医工结合”人才培养的典范。

从上述综合类大学及医学院跨学科、交叉学科的发展可以发现，随着时间的推移，跨学科范围、涉及的学科、学院越来越多，从最开始的学术交流到中期的人才培养、基金项目攻坚、成果落地，发展到现在的产学研合作、校际合作、医政企合作、服务国家发展与全民健康。我国综合类大学的“医工结合”建设，重在科研领域围绕医学问题开展跨学科联合研究，推动学科交叉与合作，能有效利用“医工结合”科研反哺临床、提升医疗水平，在服务广大人民群众、推动社会经济发展方面取得了明显的成效。在人才培养方面，也有开展涵盖医学、理学、工学交叉的跨学科教育，主要培养具有多学科交叉和跨学科背景的高层次拔尖创新人才。

1.2.3 物联网工程专业人才培养的跨学科挑战

在物联网工程专业中，跨学科人才培养面临着诸多挑战，这与跨学科领域的复杂性和多样性有密切关系。物联网技术涵盖了从感知设备、网络通信到数据分析和应用开发的广泛领域，每一个环节都涉及不同的专业知识和技术方法。因此，要培养能够在物联网工程领域脱颖而出的跨学科人才，必须应对多方面的复杂性和多样性。

首先，物联网系统的复杂性和多样性要求人才具备广泛的知识背景和技能。从硬件层面的传感器和嵌入式系统，到软件层面的网络协议和数据分析，每个层面都需要专业的知识和技术。例如，物联网工程专业的学生必须掌握硬件设计、通信技术、数据处理和应用开发等多方面的知识，这对传统的教育模式提出了巨大挑战。

其次，物联网技术的发展依赖于尖端技术的融合和数据处理与分析的高度专业化[22]。物联网领域需要整合传感技术、无线通信技术和大数据分析技术。这些技术的发展迅速，要求跨学科团队不断学习和适应新技术。同时，物联网系统生成的大量数据（如传感器数据、用户行为数据）需要复杂的数据处理和分析方法，这要求研究者不仅要有计算机科学和数据科学的技能，还要具备工程和应用开发的背景。

再次，不同学科文化和思维方式的差异增加了跨学科合作的难度。工程科学、自然科学、生命科学和社会科学有着不同的研究方法和文化。例如，工程科学强调系统设计和实际应用，自然科学注重理论研究和实验验证，生命科学注重实验和观察，而社会科学关注用户行为和社会影响。在思维方式的整合方面，医学、工程学与生命科学的研究方法和问题解决思维方式有很大不同，需要研究人员能够跨越这些学科的思维惯性障碍，进行有效的沟通和合作。由于物联网工程涉及的领域非常广泛，不同学科之间的文化差异增加了跨学科合作的难度。

最后，科研环境和资源的整合以及政策和管理的支持对于跨学科研究至关重要。物联网工程的跨学科研究需要整合不同学科的科研资源，包括实验设备、数据资源和资金支持，这需要不同部门和机构之间的紧密合作。同时，推动跨学科研究需要政策和管理机制的支持，包括跨学科研究项目的设立、研究经费的合理分配以及跨部门的协同管理。

1.2.4　医学相关领域的物联网专业跨学科人才培养

随着物联网应用与生命科学、医学科学、工程科学等跨学科领域的紧密联系逐渐显现，大家已认识到两者融合的重要意义。然而，不同领域的研究者对交叉学科及其形成机制、人才培养的核心问题和实施途径等方面的思考出发点各不相同，短期内难以达成共识。因此，针对物联网工程专业的跨学科人才培养，仍存在许多亟待解决的问题。

在以合成生物学、个性化医疗等为代表的第三次生命科学革命背景下[23]，生命科学与工程科学、人文社会科学的深度融合为物联网工程专业的跨学科人才培养提供了丰富的经验和机遇。这种融合不仅推动了技术的进步，也为人才的培养模式和课程设计带来了新的视角。

物联网工程专业中涉及医学领域的跨学科人才培养是一个复杂且多样的挑战。首先，跨学科人才需要掌握多种学科的核心知识。例如，在医学领域，学生必须了解生物医学基础知识、医疗设备的工作原理，以及数据分析与管理在个性化医疗中的应用。这种知识的广泛性要求办学单位在课程设置上进行有效创新，确保学生能够获得综合的知识结构。

此外，教育模式的变革也是培养跨学科人才的关键因素。传统的单一学科教育模式已难以满足物联网与医学领域交叉发展的需求。例如，物联网技术在医疗监测、健康管理和智能医疗设备等领域的应用，促使教育者必须不断更新教学内容，融入最新的科技动态和行业需求。这不仅有助于提升学生的实践能力和适应能力，也为培养符合未来市场需求的复合型人才奠定基础。高校应考虑实施项目导向的学习、实践导向的课程设计，以及多学科协同的教学方法。这种教学模式能够激励学生在实际项目中应用跨学科知识，培养他们的创新能力和问题解决能力。

综上所述，培养物联网工程专业的跨学科人才是一个涉及多个学科领域且充满复杂性和挑战性的工作，需要应对从基础知识到尖端技术、从学科文化差异到教育模式变革的多方面问题。抓住当前科技革命的机遇，推动跨学科的创新和发展是应对这一挑战的重要途径，这需要在知识整合、文化融合和教育创新等多个层面进行深入探索。通过加强不同学科之间的协作与沟通，不断优化教育模式，可以更好地应对这一复杂的挑战，推动物联网技术在相关领域的应用和发展。

1.3 物联网技术应用发展新趋势

物联网技术的迅猛发展正在深刻变革各行各业，通过与边缘计算、5G 和人工智能技术等前沿科技的融合，物联网的应用场景不断扩展和深化[24]。在工业制造、智慧城市、智能家居和智慧医疗等领域，物联网技术不仅提高了工作效率和服务质量，还为管理优化、资源配置和用户体验的提升提供了全新可能。同时，随着物联网设备数量的激增与数据交互的日益复杂，安全性和隐私保护成为关键问题，各方也在积极探索应对方案。展望未来，物联网技术的广泛应用将推动社会从信息化向智能化迈进，并在各个产业领域产生深远的经济和社会影响。

1.3.1 边缘计算

边缘计算是一种在靠近数据源或边缘设备处理数据的计算模式[25]。与传统的云计算不同，边缘计算能够大大减少数据传输的延迟，提高处理效率和实时性。边缘计算的核心理念是将计算资源下沉到网络边缘，使得数据在本地进行处理和分析，而不是将所有数据都传输到中心化的云端进行处理[26]。

1. 边缘计算在物联网中的作用

边缘计算与物联网之间有着密切的联系，体现在数据处理、实时性要求、计算资源分布、数据存储与管理以及可扩展性和灵活性等多个方面。通过在物联网系统中引入边缘计算，能够显著提升系统的性能、效率和安全性，满足物联网应用的多样化需求。

1）提升数据处理效率

物联网设备生成的海量数据如果全部传输到云端进行集中处理，将会导致高延迟和带宽瓶颈，甚至增加数据安全与隐私风险。边缘计算通过在靠近数据源的位置处理数据，避免了对云端的过度依赖，这不仅降低了数据传输过程中的延迟，还有效减轻了网络带宽的负担[27]。此外，边缘计算有助于对敏感数据进行本地化处理，从而增强数据的安全性与隐私保护。

2）满足实时性需求

许多物联网应用场景对实时性有着非常高的要求，如工业自动化、智能交通系统、远程医疗监控等。这些场景下，数据的延迟可能直接影响系统的安全性和可靠性。边缘计算通过将计算资源分布在网络边缘，靠近数据采集设备，显著缩短了数据传输和处理的时间[28]，为物联网应用提供更为及时的响应能力，从而确保系统的高效运行。

3）分布计算资源

物联网设备分布在广泛的地理区域内，其计算需求也存在显著的空间差异。通过边缘计算，计算资源可以灵活分布到各个网络边缘节点[29]，使得计算能力与数据源的距离缩短，减少数据的长距离传输需求。这样的分布式架构不仅提升了整体系统的计算效率，还可以根据不同区域的需求，灵活分配计算资源，实现计算资源的动态优化配置，满足物联网系统的分布式计算需求。

4）优化数据存储与管理

物联网设备往往产生巨大的数据量，集中存储不仅对云端资源造成压力，还增加了管理的复杂性。边缘计算通过在本地实现数据的初步处理与存储，减少了对云端存储空间的依赖，缓解了存储压力[30]。同时，本地数据管理提高了数据的访问速度，特别是在面对实时决策或需要快速调取数据的场景下，边缘计算显著提升了系统的响应能力。

5）提升可扩展性和灵活性

物联网系统需要在不同应用场景中具备较高的可扩展性和灵活性，以应对不断变化的业务需求和复杂环境。边缘计算提供了高度灵活的计算资源部署方案，使得系统能够根据业务需求进行扩展或缩减。无论是新增设备、提升处理能力，还是调整现有资源，边缘计算都能迅速适应这些变化，从而提升物联网系统的扩展性和应变能力。

2. 边缘计算在医用物联网中的应用示例

边缘计算在物联网的各个领域中得到了广泛应用，特别是在医用物联网、工业物联网和智能城市物联网中的应用尤为重要。通过边缘计算技术，可以在本地进行数据处理与分析，减少对远程云端的依赖，提升处理速度与实时性，进而优化系统的运行效率。这不仅能够提高医疗、工业、城市管理等领域的服务质量，还可以通过智能化的资源管理和监控，促进各类物联网场景中的决策优化。

边缘计算在医用物联网中的应用可以极大地提升医疗服务的效率和质量。下面举例说明具体应用场景。

1）实时健康监测

在医院和家庭中，边缘计算可被用于实时监测病人的健康状况[31]。智能医疗设备，如心率监测器、血糖仪等，通过边缘计算设备在本地进行数据处理和分析，能够实时提供健康数据，及时发现异常情况并发出警报，从而为病人争取宝贵的抢救时间。例如，某医院在重症监护室部署了边缘计算设备，这些设备可以实时处理来自各类监测仪的数据，包括心电图、血压、氧饱和度等[32]。当监测到异常数据时，系统会立即通知医护人员进行干预。结果显示，该系统将重症监护室患者突发情况的反应时间明显缩短，大大提高了救治成功率。

2）移动医疗设备

移动医疗设备，如便携式超声仪、移动心电图机等，通过边缘计算技术，可以在现场对数据进行快速处理和初步分析。这减少了对远程云端处理的依赖[33]。这样可以在患者家中或其他医疗现场迅速获得诊断结果，提高医疗服务的可达性和及时性。例如，某移动医疗团队使用边缘计算设备对社区老年人进行健康筛查，通过便携式超声仪和心电图机可以在现场完成数据处理和初步诊断，医生能够立即给予反馈和治疗建议。结果显示，筛查效率得到有效提高，减少了老年往返医院的时间。

3）医疗影像处理

在医学影像处理中，边缘计算能够在本地对大型影像数据进行预处理和分析[34]。例如，CT（computed tomography，计算机断层扫描）、MRI（magnetic resonance imaging，磁共振成像）图像的初步筛查。这不仅减少了数据传输的负担，还能加速医生的诊断过程，提高诊断的准确性和效率。例如，某医院放射科引入了边缘计算系统，对 MRI 图像进行本地处理和初步筛查。系统能快速识别出潜在的异常区域，提供初步诊断意见，供医生参考。

4）远程手术和机器人辅助手术

在远程手术和机器人辅助手术中，边缘计算能够提供低延迟、高可靠的数据处理能力。这确保了手术过程的实时性和精确性，对远程医疗和复杂手术操作尤为关键。例如，某医院使用边缘计算技术支持的机器人辅助手术系统，在远程外科手术中实现了高效的数据处理和传输。手术机器人能够依据边缘计算系统的实时数据处理结果进行精确操作。结果表明，该系统缩短了远程手术的响应延迟时间，显著提高了手术的成功率和安全性[35]。

5）个性化医疗服务

通过边缘计算，医疗设备可以在本地分析患者的健康数据。这提供了个性化的医疗服务和建议。例如，某智能药物管理系统通过边缘计算实时监测患者的日常健康数据、用药情况和身体反应，根据分析结果调整药物剂量和治疗方案，提高治疗效果，系统还可以根据患者的具体情况提供个性化的健康建议[36]。用户反馈显示，该系统提高了用药的准确性和安全性，减少了药物副作用。

这些应用场景展示了边缘计算在医用物联网中的巨大潜力，通过提升实时性、提高处理效率、优化医疗资源配置，从而改善医疗服务质量和患者体验。

1.3.2　5G 通信技术

除了边缘计算，第五代移动通信技术同样是推动物联网发展的关键因素。它不仅具备高速率和低延迟的特点，还能够大规模连接设备和提供高可靠性的通信支持，使物联网应用更为广泛和高效。

1. 5G 通信技术的特点

5G 通信技术相比于前几代移动通信技术，具有显著的技术优势。其主要特点包括高速率、低延迟、大规模设备连接和高可靠性[37]。这些特点与物联网应用需求的高度契合，也使其成为推动物联网发展的重要技术支撑，可为物联网应用提供更加稳定、高效的通信支持。

1）高数据传输效率

5G 网络的峰值理论速率可达 10～20Gb/s[38]，能够支持大规模、高速数据传输，实现快速的数据传输和实时的信息交换。随着物联网设备数量和数据产生量的不断增加，传统的通信技术可能无法满足大规模数据的传输要求，而 5G 的高传输速率可以支持更快的数据传输，保证物联网设备之间的及时通信和数据交换。其次，5G 的网络时延可低至 1ms[39]，极大降低了数据从发送到接收的响应时间。这种超低时延对实时通信、远程医疗、工业自动化以及自动驾驶等需要瞬时反应的场景至关重要。5G 技术的超低时延可以实现快速响应实时数据，有效保障物联网应用的稳定运行。此外，5G 网络的高速和低延迟也为增强现实（augmented reality，AR）和虚拟现实（virtual reality，VR）技术的应用提供了可能性。在医用物联网中，这意味着医生可以通过 AR/VR 技术远程指导手术、进行医学培训等，这将提高医疗服务的效率和质量。

2）大规模设备连接

5G 技术的一个显著优势是其支持大规模设备连接[40]，因为物联网的核心就是将大量的设备连接起来，实现信息的互联互通。5G 技术能够支持数以百万计的物联网设备同时连接到网络上，从而使其成为智慧城市、智能制造等需要大量物联网设备同时接入和通信的理想选择。在智慧城市中，各种传感器、摄像头、智能路灯等设备通过 5G 网络连接，可以实现实时数据采集和分析，从而提升城市管理和服务水平。它还可以支持大量医疗设备和传感器同时连接和通信。5G 的大连接能力使得这对于物联网的普及和发展至关重要。

3）可靠性和安全性

5G 网络提供了更高的可靠性和安全性，可以保障医疗数据的传输和存储安全[41]。在一些关键场景下，如工业控制、智能城市管理等，对网络的可靠性和稳定性有着极高的要求。5G 的高可靠性可以确保这些关键应用的正常运行，为物联网的发展提供可靠保障。

2. 5G 技术在医用物联网中的应用示例

5G 技术能够有效提升物联网设备的通信效率与稳定性，推动各个物联网场景的深度融合与应用，有助于提高对数据传输有高带宽需求的医疗系统的效率和信息的精准度，确保医疗决策的准确性和及时性。

1）远程医疗服务

5G 网络的覆盖范围广泛，可以支持远程医疗和移动医疗的应用。其高速传输和低延迟特点使医疗机构可以通过远程医疗服务实现医生与患者之间的实时沟通和医疗数据的远程传输。医生可以通过 5G 网络与患者进行视频会诊、远程监测和远程诊断，甚至通过 AR/VR 技术远程指导手术。对于那些身体不便或生活在偏远地区的患者而言，这种远程医疗服务具有重要意义。

2）智能医疗设备

5G 技术的大容量连接和高速传输为医用物联网中的智能医疗设备提供了有力的支持。医疗设备可以通过 5G 网络实时传输患者的生理数据、医学影像等信息至云端或医院系统，医生可以随时随地获取这些数据。例如，智能健康监测设备、智能心率仪、智能血压计等都可以通过 5G 网络实现远程监测和管理。

3）移动医疗应用

基于 5G 技术的医用物联网可以支持各种移动医疗应用，如移动健康管理平台、健康监测应用程序等。患者可以通过智能手机、智能手表等移动设备随时监测自身的健康状况，记录健康数据，并与医生进行互动和咨询[42]。5G 网络的覆盖范围广泛，可以支持移动医疗应用在全球范围内的使用。

4）医疗影像传输和远程诊断

5G 技术的高速传输和低延迟为医疗影像传输和远程诊断提供了理想条件。医疗影像数据可以通过 5G 网络迅速传输至医院系统或专家的终端设备，医生可以远程查看和诊断患者的病情，为患者提供及时的诊疗服务。

1.3.3　人工智能与物联网的融合

在物联网的快速发展中，人工智能的应用逐渐成为提升物联网智能化水平的关键驱动力。通过将人工智能技术与物联网结合，能够实现对数据的智能分析和决策支持，从而进一步推动物联网应用的创新与发展。

1. AIoT 的概念与特点

智能物联网（artificial intelligence of things, AIoT）是将人工智能技术与物联网技术相结合的创新应用[43]。物联网通过传感器、设备和网络连接，采集和传输大量数据，而人工智能通过智能算法和计算能力，对这些数据进行分析和处理。AIoT 不仅仅是简单的数据处理过程，而是通过深度学习、机器学习等 AI 技术，发掘数据中的潜在价值，提供更智能、更高效的解决方案。

1）智能化数据分析与处理

AIoT 的核心优势在于其强大的数据分析和处理能力[44]。传统的物联网系统通常只能收集和传输数据，缺乏对数据的深入分析。而 AIoT 通过机器学习、深度学习等技术，可以从大量的物联网数据中提取出有用的信息和模式。这种智能化的数据处理能力，使得 AIoT 系统能够在海量数据中发现潜在的价值，为决策提供依据。例如，在智能制造中，AIoT 系统可以实时监控生产设备的状态，通过数据分析预测设备故障，从而实现预防性维护，减少停机时间，提高生产效率。

2）高效的实时响应与决策

AIoT 系统能够实现快速的实时响应和决策能力。物联网设备收集的数据通过 5G 等高速网络传输到云端或边缘计算节点，由 AI 算法进行实时分析和处理，从而做出快速的响应和决策。这种高效的实时响应能力，在智能交通、智慧城市等应用场景中尤为重要。例如，在智能交通系统中，AIoT 可以实时监测交通流量和道路状况，通过数据分析和预测，优化交通信号灯的设置，缓解交通拥堵，提高交通效率。

3）自学习与自适应能力

AIoT 系统具备自学习和自适应能力。通过不断学习和积累数据，AI 算法可以逐渐优化和提升系统的性能和准确性。这种自学习能力，使得 AIoT 系统能够不断适应变化的环境和需求，提供更精准的服务。例如，在智能家居中，AIoT 系统可以根据用户的行为和习惯，不断学习和调整家居设备的设置，为用户提供更加个性化的服务和舒适的生活环境。

4）边缘计算与分布式架构

AIoT 系统采用边缘计算和分布式架构，提升系统的响应速度和可靠性。边缘计算将数据处理和分析任务分散到网络边缘的设备上，减少数据传输的延迟和网络负荷，提高系统的实时性和可靠性。这种分布式架构，使得 AIoT 系统能够在复杂和多变的环境中稳定运行，提供高质量的服务。例如，在智慧农业中，边缘计算可以将数据分析任务分配到田间的传感器节点，实现对土壤湿度、气温等环境参数的实时监测和分析，为农业生产提供及时的决策支持。

5）数据隐私与安全保护

AIoT 系统注重数据隐私和安全保护。随着物联网设备的大量普及，数据隐私和安全问题变得尤为重要。AIoT 系统通过采用先进的加密技术和安全协议，确保数据在采集、传输和处理过程中的安全性和隐私保护。同时，AI 技术可以对系统中的异常行为和潜在威胁进行智能检测和预警，提升系统的安全性。例如，在智能安防系统中，AIoT 可以实时监控和分析监控视频，发现异常行为并及时发出警报，保护用户的安全。

2. AIoT 在智慧医疗中的应用场景

AIoT 能够有效提升物联网设备的互联互通性和智能感知能力，在智慧医疗的应用场景中，AIoT 技术展现了其强大的潜力与广泛的应用空间。

1）智能健康监测与预测

智能健康监测与预测是 AIoT 在医用物联网中的重要应用之一，通过融合人工智能技术与物联网技术，实现对患者健康状况的实时监测和精准预测[45]。随着可穿戴设备的普及，诸如智能手环、智能血压计、智能血糖计等设备可以实时收集用户的生理数据。这些数据通过物联网传输到云端或边缘计算设备，AI 算法对数据进行实时分析和处理，提供即时的健康反馈和预警。

在具体应用中，心电监测是一个典型案例。智能心电监测设备可以 24 小时实时监测用户的心电图数据，并通过 AI 算法分析心率、心律等关键指标，提前发现异常情况，如心律失常、心肌缺血等。与传统的定期检查不同，这种连续监测和实时分析大大提高了疾病的早期发现率和干预效果。类似的，智能血糖监测设备对糖尿病患者的管理也起到了重要作用。通过对血糖数据的持续监测和 AI 算法分析，设备可以预测血糖的波动趋势，提醒患者及时采取相应措施，避免急性并发症的发生。AI 还能根据历史数据和行为模式，提供个性化的饮食和运动建议，帮助患者更好地控制病情。此外，智能健康监测与预测在运动健康管理、睡眠监测等方面也有广泛应用。智能手环等设备可以监测用户的日常活动量、运动类型和强度，并通过 AI 算法分析用户的运动习惯，提供科学的运动建议，帮助用户保持健康的生活方式。睡眠监测设备通过监测睡眠时的心率、呼吸、体动等数据，分析用户的睡眠质量，提供改善睡眠的建议，帮助用户提升睡眠健康。

2）精准医疗与个性化治疗

精准医疗是现代医学发展的重要方向，AIoT 在这一领域具有广阔的应用前景。精准医疗强调基于个体基因、环境、生活方式等因素制定个性化的医疗方案，而 AIoT 的技术融合为实现这一目标提供了强有力的支持。AIoT 通过整合和分析患者的多种数据，如基因组数据、电子病历、影像数据等，帮助医生制定最适合患者的治疗方案，提高治疗效果，减少副作用。

在癌症治疗中，精准医疗应用尤为广泛。传统的癌症治疗方案多为标准化治疗，而忽略了个体差异。AIoT 技术可以通过对患者基因数据的分析，识别特定的基因突变，并结合病历和影像数据，推荐最适合的靶向药物或免疫疗法。这种个性化的治疗方案不仅提高了治疗的有效性，还显著减少了副作用。例如，某些肺癌患者由于基因突变特异性，对特定靶向药物有很好的响应，而 AI 算法可以帮助识别这些特征，为患者提供最佳的治疗选择。此外，AIoT 在慢性病的个性化管理中也有重要应用。通过对患者长期健康数据的监测和分析，AI 系统可以识别患者的行为模式和生活习惯，提供个性化的健康管理方案。例如，对于高血压患者，系统可以根据日常血压波动情况，建议合适的饮食和运动计划，并实时调整用药方案，提高治疗效果，减少并发症风险。

3）智能医院与医疗流程优化

AIoT 技术的融合可以大大优化医院的管理和医疗流程。智能医院通过部署各种 AIoT 设备和系统，实现对医疗资源和流程的智能化管理和优化，提高医院的运营效率和医疗服务质量。在智能医院中，AIoT 技术可以广泛应用于病房管理、手术室管理、药品管理等各个方面。

在病房管理方面，智能床垫和环境传感器可以实时监测病房的温湿度、空气质量、光照等环境参数，以及患者的体动、体温等生理指标。AI 系统对这些数据进行分析，及时发现异常情况，如病房环境不适或患者异常体动，AI 系统会及时报警并采取相应措施，确保患者的安全和舒适。在手术室管理中，AIoT 技术可以帮助实现术中导航和辅助决策。通过将手术中的实时影像数据传输到 AI 系统，医生可以获得精确的手术指导和风险提示，提升手术的安全性和成功率。例如，手术机器人结合 AI 算法，可以实现微创手术的精确操作，减少手术创伤和恢复时间。药品管理也是智能医院中的重要环节。通过部署智能药柜和 RFID 标签，医院可以实现药品的智能管理和追踪。AI 系统可以实时监测药品库存和使用情况，预测药品需求，优化药品采购和分配，减少药品浪费和短缺。同时，通过对药品使用数据的分析，系统可以识别用药风险和不合理用药行为，提升用药安全。智能医院还可以通过 AIoT 技术优化医疗资源的调度和管理。通过对患者流量和病房使用情况的实时监测，AI 系统可以智能调配床位和医疗资源，减少患者等待时间，提高医院的运营效率。例如，在急诊室中，AI 系统可以实时分析急诊患者的病情和资源需求，优化急诊流程，提高急救效率。

4）慢病防治与健康管理

AIoT 还可以在慢性病管理中发挥重要作用。慢性病防治与管理是医疗健康领域的重要挑战，AIoT 技术在这一领域的应用具有巨大的潜力和价值。慢性病（如高血压、糖尿病、心脏病等）往往需要长期的监测和管理，传统的医疗模式难以满足患者的个性化需求。AIoT 在慢性病管理中的应用也非常广泛，通过持续监测和智能分析，可以提供个性化、动态化的健康管理方案，帮助患者更好地控制病情，提高生活质量。通过智能设备和远程监控系统，医生可以对患者的健康状况进行持续监测和管理。AI 系统可以通过分析患者的实时数据和历史数据，基于算法模型预测潜在的健康风险，并提供个性化的健康管理建议。例如，对于高血压患者，慢病防治与健康管理系统可以监测血压变化情况，提醒患者按时服药，并根据数据分析结果，调整用药方案和生活方式建议，从而预防疾病的发生与发展，实现健康管理的动态优化。

智能设备是慢性病管理的基础。通过佩戴智能手环、血压计、血糖计等设备，患者的生理数据（如血压、血糖、心率等）可以实时采集，并通过物联网传输到云端或边缘计算设备进行处理。AI 算法对这些数据进行分析，识别潜在的健康风险，提供个性化的健康管理建议。例如，智能血压计可以实时监测血压，并根据历史数据分析，预测血压变化趋势，提醒患者采取相应的干预措施，如调整饮食、增加运动等。

此外，AIoT 还可以通过对患者行为数据的分析，提供个性化的生活方式指导。通过监测患者的日常活动、饮食、睡眠等数据，AI 系统可以识别不健康的行为模式，并提供改善建议。例如，对于糖尿病患者，系统可以分析饮食和血糖数据，建议患者调整饮食结构，控制糖分摄入；对于心脏病患者，系统可以监测运动量和心率，建议适当的运动计划，提高心脏健康。慢性病管理还涉及用药管理和医患沟通。AIoT 系统可以帮助患者管理药物，提醒按时服药，并监测用药效果和副作用。例如，通过智能药盒，系统可以提醒患者按时服药，并记录用药情况。

5）医疗数据分析与决策支持

医疗数据的海量增长对数据分析和决策支持提出了新的挑战。AIoT 技术可以帮助医疗机构从海量数据中提取有价值的信息，为临床决策提供科学依据。例如，AIoT 通过强大的数据分析能力，可以从海量医疗数据中提取有价值的信息，发现潜在的健康风险和疾病趋势。机器学习和深度学习算法在医疗数据分析中发挥重要作用。例如，通过对电子病历和影像数据的分析，AI 算法可以识别疾病的早期症状，预测疾病的进展，为医生提供早期诊断和干预的建议。

在具体应用中，临床决策支持系统（clinical decision support system，CDSS）是 AIoT 在医疗数据分析中的重要应用，通过为医生提供基于数据的决策支持，提高临床诊断和治疗的准确性和效率[46]。CDSS 可以集成各种数据源，包括病历数据、检查结果、临床指南等，通过 AI 算法进行综合分析，提供个性化的诊疗建议[47]。例如，在肿瘤治疗中，CDSS 可以整合患者的基因组数据、影像数据和病历信息，分析肿瘤的特性和患者的个体差异，推荐最适合的治疗方案，如靶向药物或免疫疗法。系统还可以根据治疗过程中患者的响应情况，动态调整治疗方案，提高治疗效果，减少副作用。

医疗资源的合理调配和优化是提高医疗服务质量和效率的重要环节。AIoT 可以通过对医疗数据的分析，帮助医院进行资源调配和优化管理。例如，通过对患者流量、床位使用情况、手术室安排等数据的实时分析，AI 系统可以预测未来的资源需求，优化资源分配，减少患者等待时间，提高医院的运营效率。在急诊科，AIoT 系统可以实时监测急诊患者的病情和资源需求，通过智能调度优化急救流程，提高急诊效率。

公共卫生监测和疫情防控是医疗数据分析与决策支持的重要应用领域。AIoT 可以通过对传染病监测数据的实时分析，及时发现和预警公共卫生事件，帮助卫生部门采取有效的防控措施[48]。在新冠疫情期间，AIoT 技术被广泛应用于疫情监测和防控。通过对体温监测设备、核酸检测结果、健康码系统等数据的分析，AI 系统可以实时监测疫情的动态，预测疫情的传播趋势，提供科学的防控建议。例如，系统可以识别高风险区域，提醒居民注意防护，优化防疫资源的分配，提高防控效率。

AIoT 技术在医用物联网中的应用为医疗行业带来了深刻的变革。通过将人工智能技术与物联网技术相结合，医疗设备和系统可以实现智能化和自动化，不仅提高了医疗服务的效率和质量，还改善了患者的健康管理和治疗体验。未来，随着 AIoT 技术的不断发展和应用场景的不断扩展，医用物联网将会为医疗行业带来更多的创新和机遇。

在未来，边缘计算、5G 技术、人工智能与物联网的结合将推动一系列技术创新与市场发展，形成更加智能化和互联的生态系统。这种整合不仅能够显著提升数据处理效率和响应速度，还将促进各行业的数字化转型，推动新兴商业模式的发展。为了适应这些快速发展的技术趋势，培养具备跨学科知识和技能的物联网工程专业人才显得尤为必要。这些人才将不仅能理解物联网的技术架构，还能将其与人工智能、大数据等领域的知识相结合，推动更具创新性的解决方案。技术的广泛应用将有效增强城市管理、公共安全和个性化服务的能力，进一步改善人们的生活质量。

第 2 章　物联网工程专业的教学研究进展

物联网技术在全球范围内快速发展，边缘计算、5G 技术、人工智能等新兴技术与物联网技术的融合日益显著。相关研究不仅在理论层面深化了物联网的技术架构，更对跨学科物联网专业的人才培养提出了新要求与发展方向，进而促使物联网工程专业的教学研究不断推进。本章将重点分析物联网工程专业教育研究的现状，通过梳理国内外文献，揭示该专业开展跨学科教学创新的必要性，尤其是在应对物联网技术快速发展和各行业数字化转型的需求上，为培养能够应对复杂实际问题的跨学科专业人才提供理论依据和实践建议。

2.1　物联网工程专业教学研究趋势

近年来，物联网技术在全球范围内快速发展，物联网工程专业的教学研究也随之不断推进。通过整合计算机、通信、电子工程等多个领域的知识，物联网工程已经成为一个典型的跨学科专业。伴随新兴技术的普及，相关研究不仅在理论层面深化了物联网的技术架构，更在教育领域为该专业的人才培养提供了新的模式与方向。随着政府政策的大力支持与产业需求的增加，高校逐渐形成了针对物联网工程专业的教学体系，为未来科技发展储备跨学科的创新型人才。本节主要通过来源文献检索法，在“中国知网”进行了全方位的文献搜索，包括期刊库、硕博士论文库和国内外会议库等，涵盖了计算机软件及应用、电信技术、高等教育、自动化技术等 38 个学科方向。

2.1.1　学科视域下的“物联网工程专业”研究发展

文献检索结果显示，关于“物联网工程专业”主题的文献发表量在 2010～2016 年快速增长，并在 2016 年达到顶峰。这一时期的增长趋势不仅与物联网技术在全球范围内迅速兴起以及相关专业人才需求的增加密切相关，也与中国政府对物联网技术的重视和推动密切相关。2010～2016 年，国家大力支持物联网产业发展，推动其在智慧城市、工业互联网和智能制造等领域的应用，物联网技术逐渐应用于这些领域，带动了学术界和教育界的研究热情。此外，随着“十三五”规划（2016～2020 年）的实施，国家进一步加大了对物联网技术的支持力度，这也促进了物联网工程专业的快速发展和文献发表量的增加。物联网工程专业主题文献发表年度趋势如图 2.1 所示。对文献贡献较多的主要机构如图 2.2 所示。

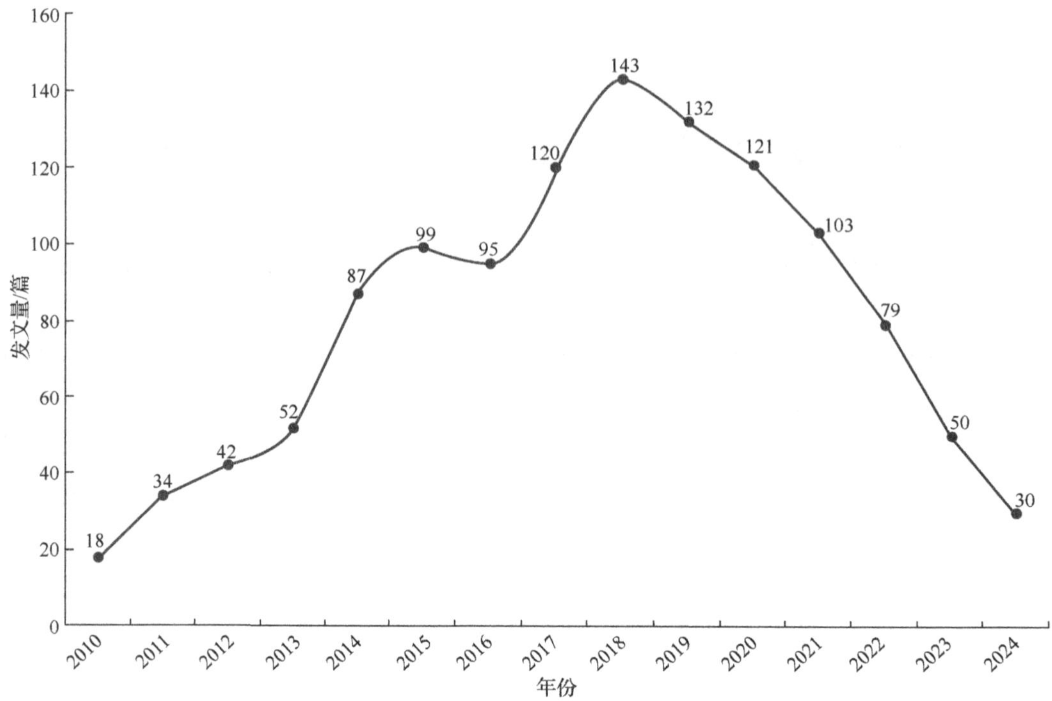

图 2.1　物联网工程专业主题文献发表年度趋势

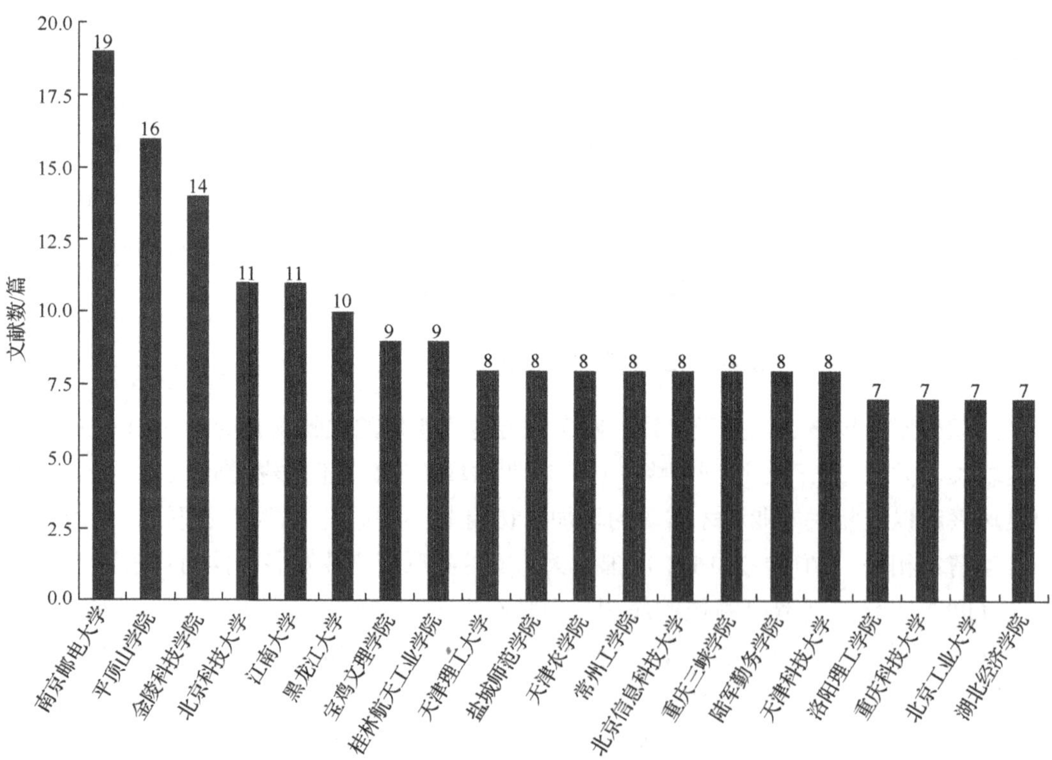

图 2.2　文献主要贡献机构

物联网工程专业主题研究方向的文献检索结果显示，截至 2024 年 9 月，文献被引量最多的是南开大学信息技术科学学院的吴功宜教授于 2010 年发表在《计算机教育》上的《对物联网工程专业教学体系建设的思考》一文。被引量排名前三的还有秦磊华等于 2013 年发表在《高等工程教育》的《基于 CDIO 的物联网工程专业实践教学体系》、钱红燕等于 2011 年发表在《计算机教育》的《物联网教学实践体系研究》。

截至 2024 年 9 月，“物联网工程专业”主题的国内文献属于“高等教育学”学科的时间分布如图 2.3 所示。其中，高等教育学学科下的文献在“教学理论与教学法”的研究方向所占比例最高，其次是“学校管理”。

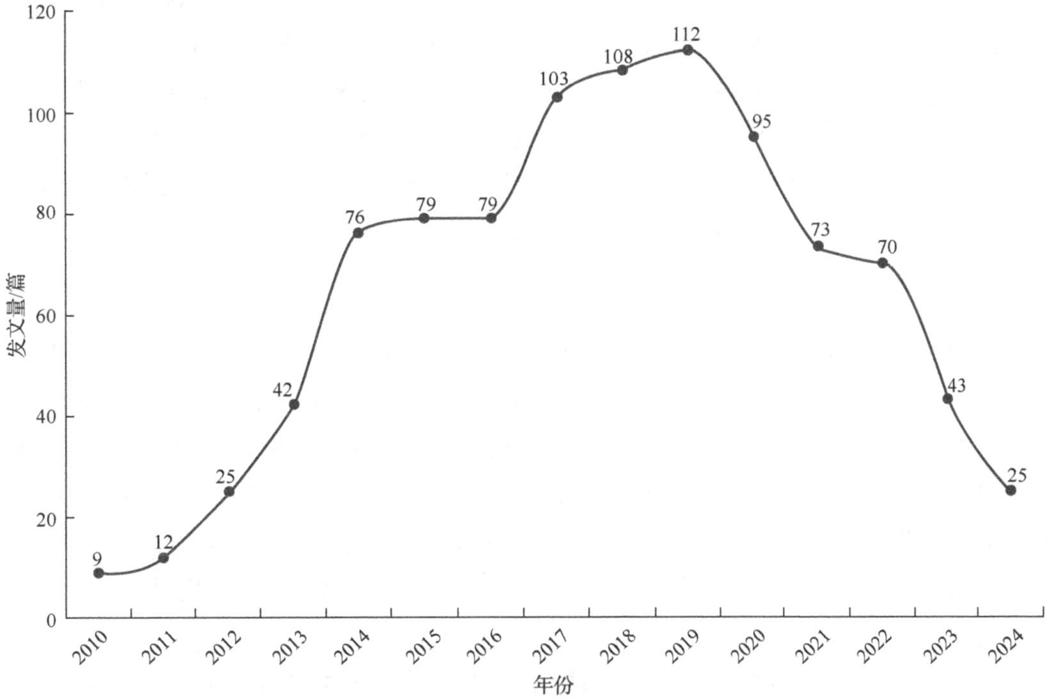

图 2.3　高等教育学学科下“物联网工程专业”来源文献发表的年度趋势

通过分析“物联网工程专业”来源文献发表年度的趋势图，可以发现，2010 年以前，由于物联网工程专业尚未开设，因此没有与该研究主题相关的文献。2015～2017 年是“物联网工程专业”在高等教育学学科发文最多的时间，而这一时期正是全国物联网工程专业前三届本科生毕业的时间，也是一个专业从建设到发展的重要阶段。高等教育学学科关于物联网工程专业的研究，呈现出每三年一个上升的发展趋势：从 2010 年的 9 篇文献到 2013 年 42 篇，再到该专业全国有第一届毕业生 2014 年的 76 篇，以及 2017 年该专业有三届毕业生后的 103 篇。从文献逐年递增的趋势上，可以看出该专业在全国的发展概况。2014 年，该研究主题在高等教育学学科被引文献数量最多，有 77 篇。然而，自 2019 年开始，发表量呈现出逐年下降的趋势，这一趋势可能与物联网技术的逐渐成熟，相关研究从基础理论逐步转向实际应用有关。与此同时，随着 2018 年我国人工智能与机器学习等新工科专业的兴起，物联网工程专业的办学热度有所下降。如图 2.1 和图 2.3 所示，物联网工程专业主题文献的年度趋势图为倒 V 形。此外，随着物联网技术在各行业的落地，相关研究逐渐转向更加细分和专业化的方向，也导致了文献整体发表量的减少。

2.1.2 技术层面的“物联网工程专业”研究方向

随着我国国民经济的快速发展以及信息化技术的不断提升，物联网作为新兴的战略性技术，已经广泛应用于各个行业领域，涵盖从制造业到交通、农业、医疗等多个领域。这一技术的发展不仅促进了生产效率的提升，还为各行各业带来了创新的商业模式和服务方式。从技术角度来看，物联网工程专业的研究方向逐渐多元化，涵盖了传感器、边缘计算、人工智能、安全与隐私保护等关键技术。这些技术相互融合，形成了一个复杂的生态系统，推动了物联网工程专业的不断演进与创新。深入研究这些技术的发展动态和应用趋势，对于提升物联网工程专业的教学和研究水平至关重要。

1. 传感器技术

在物联网体系中，传感器是实现感知层数据采集的核心技术之一。当前，传感器技术的研发集中于高精度、低功耗、多功能集成等方面，以应对物联网应用对大规模数据采集的需求。高灵敏度传感器可以显著提升物联网设备在复杂环境下的信号感知能力。在智能交通监控领域，利用高精度传感器，能够实时收集和分析道路交通数据，这些数据为边缘计算提供了基础，进而实现更高效的数据处理，从而大幅提高交通流量的管理效率。传感器技术的发展也推动了物联网设备的应用场景不断扩展，特别是在智慧城市、农业物联网等领域。

国家“十四五”规划将智能传感器的重要技术——微机电系统（micro-electro-mechanical systems，MEMS）列入了科技前沿领域攻关技术。近年来，我国传感器技术的性能和种类均得到了极大的丰富，特别是在微机电系统传感器领域取得了显著突破。

根据 2006～2023 年的文献统计，国内的传感器技术研究论文与物联网工程专业论文的发文年度趋势接近，主要集中在 2016～2020 年，如图 2.4 和图 2.5 所示。

传感器技术研究文献与物联网工程专业文献的发表年度趋势接近，可能是因为传感器技术作为物联网的核心组成部分，两者的发展密切相关。随着物联网技术的快速进步，对高效、精确传感器的需求激增，推动了传感器技术的研究和应用。

2. 边缘计算技术

在物联网体系中，边缘计算是实现边缘层数据处理与实时分析的核心技术之一。它作为一种分布式计算范式，通过将计算能力部署在数据源附近，从而减少了数据传输的时延，成为物联网系统优化的一个重要方向。

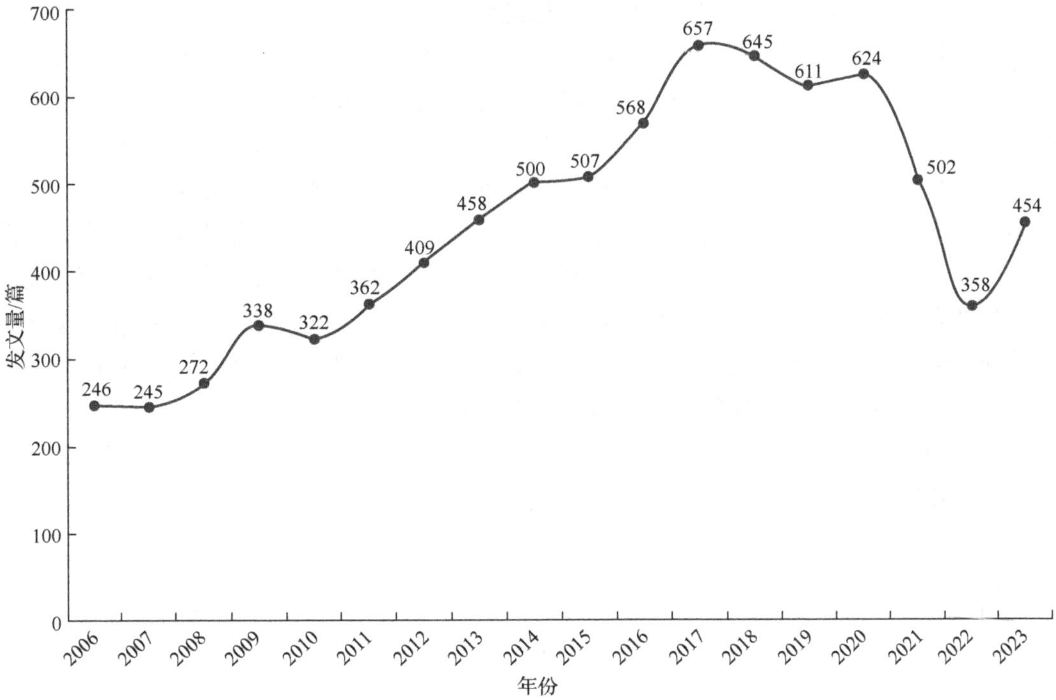

图 2.4　传感器技术研究文献的发表年度趋势

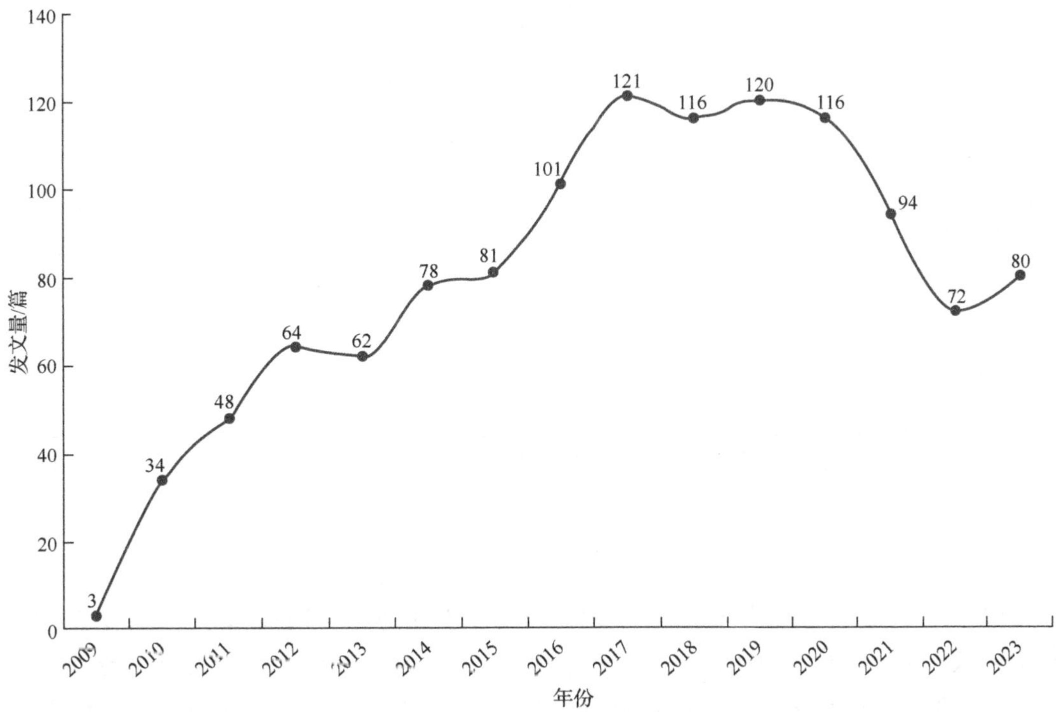

图 2.5　传感器技术与物联网应用结合文献的发表年度趋势

边缘计算技术的研发集中于高性能、低延迟、分布式处理等方面，以应对物联网应用对实时数据分析和决策的需求。近年来，我国边缘计算技术的性能和应用场景得到了极大的拓展，特别是在数据处理、实时响应和资源优化等方面取得了显著突破。通过在边缘侧部署计算资源，能够显著降低物联网设备对云端依赖的时延，并提升数据处理的效率与安全性。这项技术已经应用于智能制造领域，边缘计算节点可以实时处理来自生产设备的海量数据流，及时反馈设备故障或优化生产流程，从而大幅提高生产效率与稳定性。基于边缘计算的智慧农业系统，通过在农业物联网节点上部署低功耗计算设备，可以帮助农民实现在本地实时观察气候数据、土壤湿度等关键参数。这种系统不仅降低了数据传输的带宽消耗，还提高了响应速度，减少了智慧农业中的能源消耗，节省了 30%的物联网设备维护成本，使得智能农业的管理更加高效。

根据 2006～2023 年的文献统计，边缘计算主题的研究论文数量在 2019～2022 年期间有了显著的增长，如图 2.6 所示。

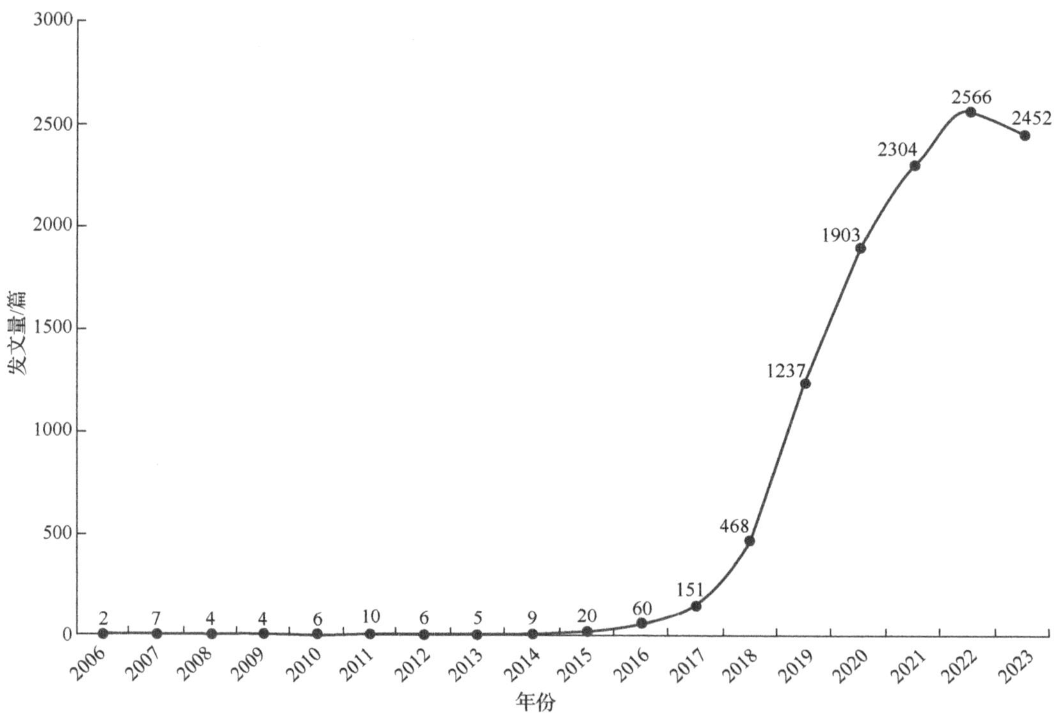

图 2.6　边缘计算主题论文发表年度趋势

边缘计算在物联网领域相结合的研究文献，主要在 2017 年之后发表，如图 2.7 所示。这主要源于多个因素的推动。首先，随着物联网设备的迅速普及，数据产生量激增，传统云计算架构面临着带宽、时延和能源效率等方面的挑战和存储瓶颈，边缘计算能够在数据源附近进行处理，减轻云端负担。其次，许多物联网应用（如自动驾驶、智能制造等）对实时性要求极高，边缘计算通过在设备附近处理数据，显著降低延迟，提高响应速度。此外，边缘计算在本地处理敏感数据，能够增强用户隐私保护，减少数据泄露风险。在一些偏远或网络不稳定的地区，边缘计算也能确保系统在缺乏持续网络连接的情况下正常运行。技术进步（如高性能芯片和分布式计算）使得边缘计算的实施更加可行和高效，同时，各国政府和企业也开始重视数字经济建设，推动边缘计算在物联网中的应用。

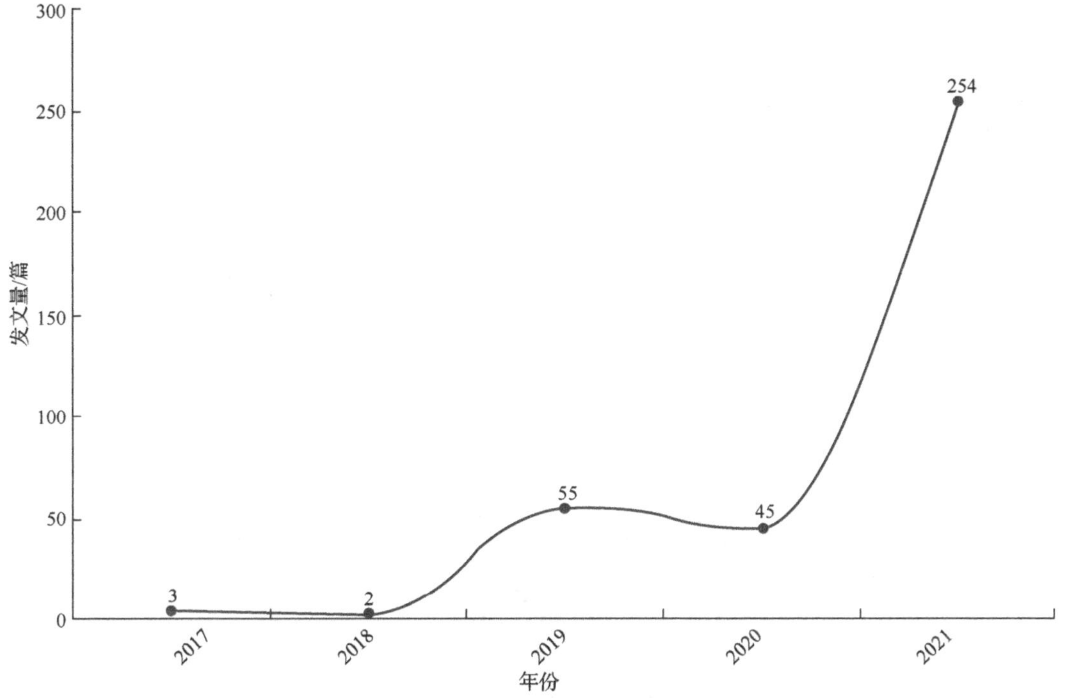

图 2.7　边缘计算与物联网应用结合文献的发表年度趋势

3. 人工智能技术

人工智能和物联网的融合，是近年来技术发展的一个重要趋势。人工智能的核心特点不仅在于其学习能力和推理能力，还包括领域意识、可解释性、鲁棒性、数据驱动、高效建模与仿真，以及智能自动化决策支持，使其能够在复杂科学与工程领域中发挥作用[49]。通过机器学习和深度学习算法，AI 能够识别数据中的模式，并在不断的学习中提升自身的准确性，这极大地增强了数据分析和决策能力。AI 能够通过自学习和自适应的方式，从大量实时数据中提取洞见，从而推动各行业的智能化进程。这一特点使得 AI 在物联网中能够处理复杂的数据输入，适应动态环境并进行智能决策。

近年来，AI 在物联网的应用场景迅速扩展，尤其是在智能家居、智能交通和智能医疗等领域。通过将 AI 算法嵌入物联网设备，用户不仅能够实现远程控制，还可以获得智能化的生活体验。特别是在智慧医疗领域，基于深度学习的智慧医疗系统可以利用物联网传感器采集患者的生理数据，通过 AI 模型实时分析这些数据，进而预测患者的健康状况。这种系统在新冠疫情期间得到了实际应用，在大规模公共健康监控中发挥了重要作用。通过智能化监控系统，医院能够快速识别潜在的危急病患，从而有效缓解了医疗资源的压力。

根据文献统计，2015～2023 年，人工智能研究论文数量实现了从 3000 多篇增长到近 4 万篇的飞跃，如图 2.8 所示。

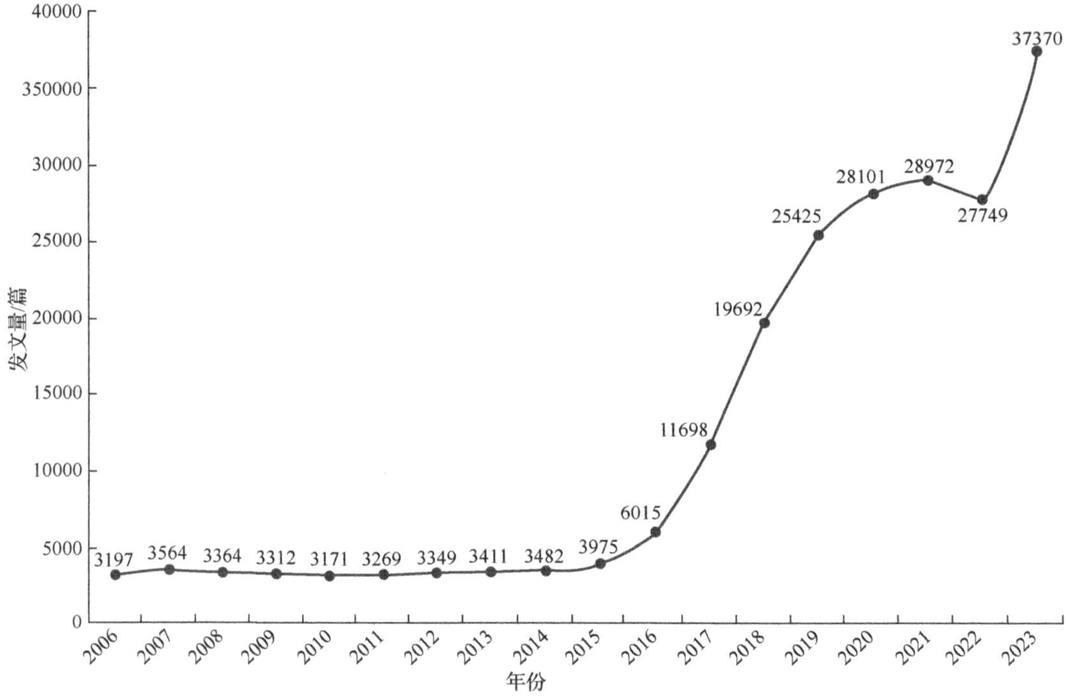

图 2.8　人工智能主题论文发表年度趋势

人工智能与物联网的结合研究文献主要在 2017 年之后增长，如图 2.9 所示。这一现象主要受以下因素的推动。首先，随着物联网设备的迅速普及，数据产生量激增，传统的数据处理方式无法应对，而 AI 技术能够高效处理并实时分析海量数据，提升决策的准确性与速度。其次，许多物联网应用（如智能交通、智能医疗）对实时性和智能化的要求越来越高，AI 能够通过分析历史数据和实时数据来预测未来趋势，实现自我优化和调整。随着技术的不断进步（如高性能计算和先进的算法），AI 与物联网的深度融合愈发成为推动数字经济发展的重要力量。这些因素共同促进了人工智能与物联网的深度融合与发展，开启了智能化时代的新篇章。

总之，物联网技术的快速发展推动了传感器、边缘计算和人工智能等关键技术的融合，为各行业的数字化转型提供了重要支持。这些技术的不断进步和应用扩展，正在改变传统行业的运作方式，提高管理效率和决策能力。因此，物联网工程专业的教育和研究应与时俱进，培养具备跨学科知识和实践能力的人才，以适应未来不断变化的技术需求和市场环境。这不仅是提升物联网应用水平的关键，也是推动社会经济可持续发展的重要保障。

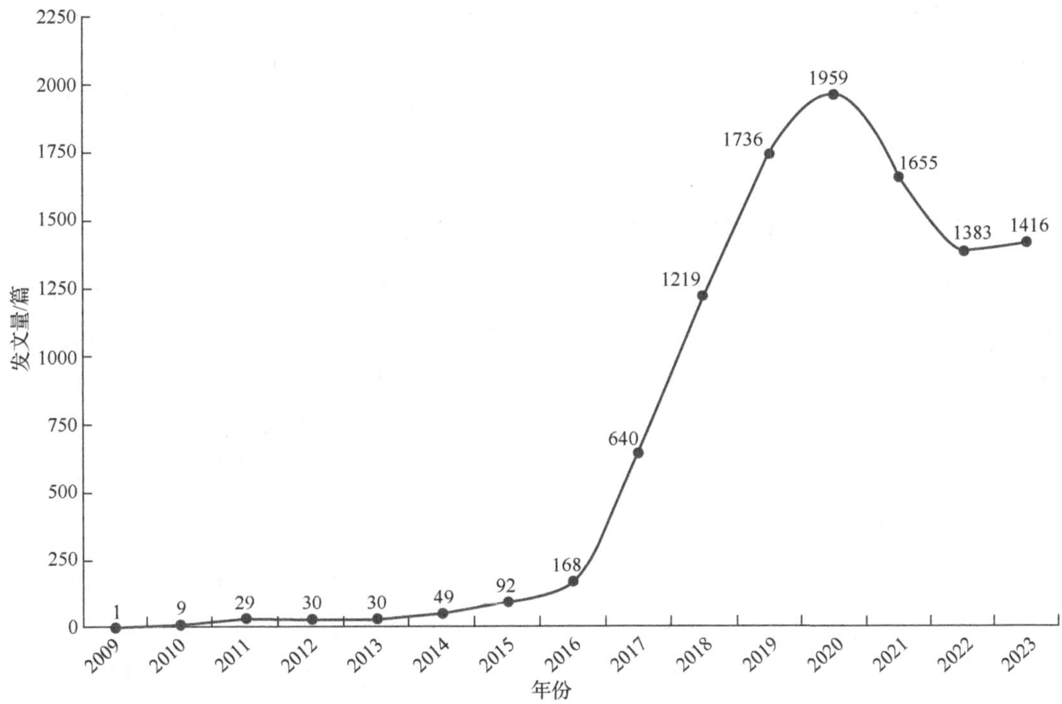

图 2.9　人工智能与物联网相结合研究文献的发表年度趋势

2.2　技术融合背景下的创新教育理论

过去依赖单一学科和技术解决问题的时代已成过去，技术融合的演变是促进人类科技发展的重要动力。从 18 世纪的第一次科技革命开始，蒸汽机的发明与应用标志着社会生产力的巨大飞跃，人类进入了机器时代。这一时期，技术融合主要聚焦于机械工程与工业化生产之间的紧密结合。随后，第二次科技革命的浪潮席卷而来，发电机和电动机的问世将社会工业化推向电力时代。电力的普及使得生产方式得以彻底颠覆，而技术融合则更深度地介入电气工程与机械工程的交叉应用之中，为工业化进程带来了新的动力。20 世纪中期，第三次科技革命以原子能、电子计算机和空间技术的崛起为标志，将人类推向信息时代的浪潮之巅[50]。在这个时代，技术融合的范畴更加广泛，信息技术、电子技术、核技术等多个领域开始深度交汇，推动了社会经济结构和生活方式的根本性变革。

进入 21 世纪以来，随着纳米技术、生物技术、信息技术和认知科学等前沿领域的迅速崛起，人们开始积极探索科学的统一性，促进各种技术的融合。尤其是生命科学与信息科学、工程技术之间的深度融合，开启了跨学科研究的新篇章，并推动了相关学科的进一步发展。从第一次生命科学的兴起，到基因组学等新兴领域的发展，生命科学与工程科学之间的交叉日益加深，为医疗行业带来了巨大的创新和进步。在当今时代，多学科融合呈现出巨大的潜力和应用前景。生命科学与工程科学的结合，以及医工结合等多学科交叉专业的培养，将成为抓住第三次生命科学革命的重要机遇。这种跨学科融合不仅推动着医疗科技的发展，也为人类社会的持续进步注入了新的动力。而这个技术融合背景下时代的发展也迫切需要具备理、工科等多学科交叉知识以及跨学科思维和研究能力的人才。

2.2.1　技术融合背景下的本科教育模式

“十三五”以来，我国建成了全球规模最大的信息通信网络，工业化和信息化融合步伐加快，高校人才培养发挥了重要的作用。2015 年，我国《统筹推进世界一流大学和一流学科建设总体方案》提出“坚持立德树人，突出人才培养的核心地位，着力培养具有历史使命感和社会责任心，富有创新精神和实践能力的各类创新型、应用型、复合型优秀人才。”在信息技术和教育改革的推动下，创新型人才的培养成为关注的焦点。

1. 创新型人才培养

培养拔尖创新人才是建设创新型国家的需要，也是国家赋予研究型大学的主要任务。通常认为，创新型人才是能够推动社会进步发展的高素质人才，拥有打破常规的创新思维和合理的能力结构，有扎实的理论基础和健全的创新人格，可以创造新成果、新技术或新方法[51]。大学是培养高素质人才的重要基地，研究型大学则为培养具备厚实基础、广博知识、精深学问和创新思维的创新型人才提供了良好的环境。大学培养创新型人才的思路主要包括通专结合、拓展学科知识口径、强化通识教育和人文素质教育、改进教学方式、重视创新能力培养、鼓励师生开展创新教育活动、提升综合素质等方面[52]。

综观我国研究型大学一流本科教育的人才培养目标，大多涵盖“基础知识扎实、知识面宽，能力强、素质高；具备人文底蕴、科学精神、科学素养、健全人格、身心健康；有理想信念、强烈的社会责任感和担当精神；具有创新创业精神与能力；有国际视野、国际竞争和交流合作能力”等共性目标[53]，符合创新型人才的特征。美国、英国、德国、法国、日本、新加坡等发达国家一流大学的本科人才培养模式与我国的创新型人才培养模式有一些共同之处：在人才培养理念方面，注重广博知识、综合能力培养。专业设置具有灵活性，专业口径宽，学生选择专业的空间大。教学制度注重因材施教，强调个性培养，重在引导学生理性的选择，兼顾每位学生的兴趣和特长。课程设置强调博、专并重，重视通识教育的开发与建设；交叉学科课程群多，有利于促进学科交叉。教学评价重视学习的过程性评价以及对学生创新思维和实践能力的考查，评价方式多元化，课堂表现、随堂测验、实验作业、课后作业、课程论文都被纳入评价范围。评价目标旨在通过评价反馈及时调控教学，着眼促进学生个性全面发展。实施项目式跨学科教学，设计多学科融合的课程体系；构建系统化科教融合机制，搭建高水平科技创新训练平台，开发“学习—实践—反馈”闭环式的项目活动；形成人才全生命周期培养链，创设全球化的国际教育环境，实现教学与科研紧密结合、互相补充[54]。

2. 应用型人才培养

应用型人才是我国应用型高校人才培养的重点，旨在为地方经济、社会发展提供人才支撑。应用型人才是利用已发现的科学原理服务于社会实践的人才，应用型人才的知识结构主要由应用科学的知识体系构成，将科学知识直接应用于与社会生产生活密切相关的社会实践领域，为社会创造直接的经济利益和物质财富是应用型人才培养的主要任务[55]。因此，应用型人才培养模式的教育目标包括专业培养目标、专业基本要求和课程目标及要求。实践教学是应用型人才培养模式的重要环节，兼具学科理论、专业知识、较强工程实践能力、丰富实践经验的教师队伍是重要条件[56]。从哲学角度来看，应用型人才培养模式构建可采用“顺推法”和“逆推法”两种思路。前者是以学科逻辑为主线，按照应用型人才培养的目标要求，重组或重构现有学科理论知识，搭建课程知识体系，突出课程特色，培养符合经济社会发展需要的人才；后者基于应用逻辑，从社会需要的角度出发设计课程体系，培养应用型人才。这两种思路各有缺点，“顺推法”容易忽视对社会需求的分析，“逆推法”容易落入“为应用而应用”的俗套。只有将两者结合起来，才能实现知识传授与社会需求的统一，进而实现应用型人才培养的目标[57]。有研究人员基于用人单位岗位的调研，提出了应用型高校“一纲三纵五横”的工程实践与创新能力培养体系：“一”是以强化岗位胜任力为核心；“三”是三个阶段的技能培养：第一阶段是工程基本技能培养，第二阶段是工程项目技能培养，第三阶段是工程岗位技能培养；“五”是理论教学、实验教学、综合实训、科技活动、能力考核等五个工程实践创新能力培养实施体系[58]。

澳大利亚、德国的应用型高校人才培养特色鲜明。其中，澳大利亚应用型人才培养有四种特征：①本科专业课程设置少，教学内容少而精。教师主要讲授知识要点，以学生自主学习为主；②课程教学以练习为中心，每门课程都有两到三次作业，每周一次讨论课程重点的辅导课也需要大量练习；③重在培训学生应用理论解决实际问题的能力；④应用型大学的教学活动围绕应用性标准，而非学术性标准[59]。德国有著名的“双元制”培养模式。高校通过与企业合作，在校、企两个场所开展人才培养，着重培养学生的理论与实践能力，毕业生可同时获得学位和职业资格证书。这种培养模式可以有效地弥补德国综合类大学学生实践能力不强，应用型学院学生理论能力弱的不足[60]。

3. 复合型人才培养

20 世纪 90 年代以来，受各种主客观因素的影响，通才教育培养模式并不适用于所有高校的实际情况，特别是办学历史较短、办学基础相对薄弱的地方本科高校。1985 年 5 月 27 日，中共中央颁布《关于教育体制改革的决定》，指出教育体制改革的根本目的，并首次提到“双学位”一词，明确指出“减少必修课，增加选修课，实行学分制和双学位制”，为复合型人才培养提供了政策依据和办学基础。与此同时，社会发展对能够适应跨专业、跨学科工作和研究人才的需求不断增长，促使我国高等教育的人才培养模式出现了多样化发展趋势，“培养复合型人才、注重通专结合”逐渐顺应社会与人的全面发展趋势。在这样的环境和政策背景下，部分重点高校，如清华大学、武汉大学、南京大学、北京航空航天大学，纷纷出台了辅修制和双学位制度，全面试行辅修及双学位本科教育，培养复合型人才。

不少学者研究了复合型人才的定义及特征，认为复合型人才培养模式更适合我国高校目前的实际情况。复合型人才指兼具两个或以上的学科基本知识和能力的人才。既有跨学科（一级学科、二级学科）的复合型人才，也有以一个专业为主，兼有多门学科知识的复合型人才。复合型人才的知识特性是具有宽厚基础、多学科知识，能使学科知识相互交叉融合并综合地发挥作用；复合型人才的能力具有探索性、综合性和创新性特点。复合型人才的培养模式不同于专才和通才的教育培养模式，但兼具两者的优点。培养的人才既有较宽厚的基础知识和学科能力结构，又有较深的专业才能。不但解决了专才教育模式的“过窄”的问题，又避免了通才教育模式的“过宽”现象，使人才的适应性和创造性更强。复合型的人才培养主要有跨学科双学位制、主辅修制、联通培养制、选修课制等形式[61]。

由于复合型人才培养是培养一专多能型人才的教育过程，这对办学单位提出了更高的要求。一方面，地方本科高校是复合应用型人才培养的主要阵地，人才培养应符合国家和地方经济发展对人才的不同需求；另一方面，不同高校的办学类型、定位和层次不同，人才培养模式应“因校制宜”，需根据学校自身的条件进行选择，找准办学定位、发展目标和服务方向，不能盲目照搬国外或者其他高校的培养模式。

虽然目前有不少高校倾向于培养“厚基础、宽口径、一专多能、适应性强”的复合型人才，但复合型人才的培养还应体现在人才培养理念、人才培养方案、课程设置、实践教学体系、教学方法和教学手段等方面。尤其是在教学实践方面要处理好“通才”与“专业”之间教育的关系，将有一定跨度的专业知识、能力结合进行交叉渗透和优化组合，使受教育者具备相应的知识、能力和技能。同时搭建人才成长的多元化教育平台和相应的评估机制，重视对学生学习能力、职业专业能力和创新创业能力的培养与训练，使人才培养达到素质、知识和能力的统一，是构建复合应用型人才培养模式的重要任务[62]。

通过对创新型、应用型、复合型人才培养模式的梳理可以发现，创新型人才侧重的是广博知识、精深学问、科学发现和创造新知；应用型人才强调知识的应用，旨在服务于社会实践；复合型人才培养关注的是跨学科、打破学科专业间的壁垒，重在让学生学习不同学科、专业领域的知识，并具备不同学科的思维方法。而创新型、应用型、复合型人才是推动技术融合时代重要的动力，发挥着各自重要的作用。

物联网工程作为一门应用导向、融合多个学科知识的创新型专业，其人才培养则受不同高校定位、地区经济、产业结构的影响，在不同高校将呈现各自不同的培养模式特点。

2.2.2 跨学科培养模式下的创新教育

跨学科是技术融合的重要特点之一。跨学科人才培养最早兴起于美国高等教育的通识教育，最初指经过系统化、规范化论证的课程体系。跨学科是指打破学科界限，进行涉及两门或两门以上学科的教育教学活动。因此，开展跨学科教育须具备一定条件。“目的与利益”是开展跨学科教育的出发点；“资源与环境”是跨学科教育办学的基础；“方法与手段”是跨学科教育的核心与途径；“组织与协调”是有效实施跨学科教育的保证[63]。

在跨学科培养模式方面，我国跨学科本科人才培养模式基本可以分为五大类：一是学科专业主副修复合型，通过实行主副修制教学管理和培养模式实现；二是学科专业二元复合型，主要通过选择两个不同领域的本科学科专业作为主修专业，或者通过攻读“第二学士学位”来实现；三是学科专业多元复合型，通过周密设计的本科学科、专业课程班来实现；四是通识型，主要通过通才教育培养模式来实现；五是学际型，通过大学设置的本科“跨学科专业”或交叉学科专业教育来实现[64]。而多数高校开展跨学科人才培养主要采用设置“跨学科课程”或“跨学科或交叉学科双学位”以及“开展跨学科项目研究”等培养模式[65]，旨在培养学生跨学科思维以及解决复杂问题的能力。从上述跨学科培养模式的描述来看，该模式较贴近复合型人才培养的特点。

交叉学科根据成熟程度，可分为三个不同层次：处于孵化阶段的属于探索性交叉学科、处于中试阶段的属于成长性交叉学科和处于推广阶段的属于成熟性交叉学科。因发展程度不同，应制订不同标准，以分类对待。所以，跨学科教育既可以通过专业设置、课程结构、教学改革来实现，也可以通过科研与教学相融合进行跨学科改革[66]。

常见的跨学科复合型人才培养模式主要有“独立设置跨学科课程体系、改革教学内容”和“学科大类招生、改革课程体系和教学内容”两种基本方式，皆为使所培养学生的知识结构符合复合型人才培养目标的要求。不同之处在于“独立设置跨学科课程体系”的做法并未改变学生的归属关系，许多研究型大学的跨学科中心便是采用此种方式。“大类招生、分流培养”的培养模式可以发挥综合类大学的多学科优势，有利于促进学科间的交叉融合，是目前国内许多大学采取的做法[67]。但不论采取何种方式，课程改革都是跨学科复合型人才培养模式的核心和落脚点，因为课程内容直接影响学生的知识结构和能力发展。而高校是否推行大类模式改革与其人才培养目标有关。研究型大学重在培养研究型、创新型人才，需要拓宽专业口径，实施大类招生和人才培养，为学生提供宽厚的知识基础、广阔的学术视野、跨学科的学习环境。但对其他类型的高校，尤其是培养应用型人才的高校，人才培养目标的行业、职业针对性非常强，若实施大类培养，不仅可能难以达到预期效果，反而可能会影响人才培养质量[68]。

2.3　物联网工程专业跨学科教学创新的必要性

物联网工程专业作为一门技术融合的多学科交叉专业，既具有普通高校工程专业的普遍性，又具有交叉学科的专业特殊性。随着科技的不断进步和社会需求的变化，物联网工程专业的跨学科教学创新显得尤为必要，这不仅有助于提升学生的综合素质，也能更好地满足各行业对复合型人才的需求。这种创新旨在深化专业知识，同时培养学生解决实际问题的能力。以下从多个领域详细阐述物联网工程专业跨学科教学创新的必要性。

2.3.1 物联网技术发展的驱动

物联网技术涵盖了计算机科学、电子工程、通信技术、数据科学等多个学科领域，其应用范围广泛，涉及智能家居、智慧城市、工业 4.0、医疗健康等众多领域。传统的单一学科教学模式已无法满足各个领域对物联网技术发展的需要。通过跨学科教学创新，可以将不同学科的知识融合在一起，培养学生的跨学科思维能力和创新能力，使他们能够更好地应对复杂的实际问题。

以物联网工程专业为例，在智能家居与环境控制领域，物联网技术通过传感器网络、无线通信、云计算等手段，实现了家居设备的智能化和互联化。跨学科教学可以将建筑工程、环境科学、计算机科学等领域的知识整合，使学生能够设计和开发出高效、节能、环保的智能家居系统。在智慧城市与公共管理领域，通过物联网技术可以有效实现城市基础设施的智能化管理和优化运作。智慧城市建设运用了大量跨学科知识，需要结合城市规划、交通工程、环境科学、公共管理等学科，培养学生运用物联网技术解决城市发展中的实际问题能力，如交通拥堵、环境污染、公共安全等。在工业 4.0 与智能制造应用方向，跨学科教学可以将机械工程、电子工程、计算机科学、管理科学等学科的知识整合，使学生能够掌握智能制造系统的设计与实现，提升制造业的智能化水平和生产效率。在物流与供应链的管理中，物联网技术可以实现货物的实时追踪和智能调度，提升物流效率和服务质量。跨学科教学可以结合物流管理、信息系统、数据分析等学科知识，引导学生设计和优化智能物流系统，推动物流行业的智能化发展。在能源管理与智能电网的应用中，物联网技术可以实现能源的智能化调度和高效利用。跨学科教学可以将电力工程、信息技术、管理科学等学科的知识整合，培养学生设计和开发智能电网系统，提高能源利用效率和可再生能源的使用率。在交通运输与智能交通领域，通过物联网技术可以实现交通流量的实时监测和智能调度，提升交通管理效率和出行体验。跨学科教学可以结合交通工程、计算机科学、信息系统等学科的知识，培养学生能够设计和实现智能交通系统，推动交通运输行业的智能化发展。

综上所述，物联网技术的发展对传统单一学科的教学模式提出了新的挑战。因此，开展物联网工程专业的跨学科教学创新显得尤为重要，通过跨学科教学创新，可以有效培养学生的跨学科思维能力和解决复杂实际问题的能力，以适应日益增长的行业需求。

2.3.2 学科交叉融合的需求

物联网工程专业的跨学科教学创新，有助于促进不同学科之间的交叉与融合，形成新的学科增长点。例如，物联网与大数据、人工智能、区块链等技术的结合可以催生出新的技术应用和研究方向。在医疗健康领域，需要工程技术人员和医学专业人员的紧密合作，“医工结合”充分体现了技术融合的优势。通过跨学科教学创新，学生学习医学知识、医疗设备的设计与开发、生物信息学等内容，可以培养出既懂技术又懂医学的复合型人才，满足智慧医疗发展的需求。在农业物联网应用方面，通过传感器网络、数据分析、智能控制等技术，结合农业科学、环境科学、计算机科学等领域的知识，可以设计和开发智能农业系统，实现农业生产的智能化和精细化管理，提高农业生产效率和资源利用率。将智慧农业与智能环境监测相结合可以将环境科学、地理信息系统、数据分析等学科知识与农业种植相结合，可以实现环境数据的实时采集和分析，实时监测、分析环境变化，提前预警，确保农产品的安全生产和规避风险，促进可持续发展。

在学科交叉与技术融合的大背景下，跨学科尖端领域与医学的关联性尤为突出，这是因为医学本身的复杂性和全面性，使其在解决问题时需要综合运用多个学科的知识和技术。一方面是因为医学研究本身就是一个高度跨学科的领域。现代医学问题通常具有高度的复杂性，无论是基础研究还是临床研究，都涉及多个层面的知识和技术，不仅依赖传统的生物医学知识，还需要整合人工智能、大数据、物联网、材料科学和工程学等多学科的技术和方法。例如，癌症的研究和治疗涉及分子生物学、基因组学、药理学和纳米技术等多个领域，而医疗器械的开发则需要工程学、材料科学和医学的紧密合作。这种跨学科的融合不仅推动了医学的进步，也提升了医疗服务的质量和效率，满足了现代社会日益复杂的健康需求。另一方面，由于对高标准医疗服务的需求，精准医疗需要根据个体的基因、环境和生活方式量身定制医疗方案，这需要整合大量的生物信息和临床数据。为了实现精准医疗，必须结合生物信息学、数据科学和计算机科学，利用大数据和人工智能技术分析和处理大量复杂的医疗数据。并且，全球人口老龄化和慢性病的流行对医疗系统提出了巨大的挑战。这些问题需要通过跨学科的方式来解决。例如，物联网技术可以帮助监测老年人和慢性病患者的健康状况，提高远程医疗服务的质量和效率。

2.3.3　提高人才培养质量的机遇

物联网工程专业开展跨学科的教学创新不仅有助于提高专业的人才培养质量，还可以积极推动高等教育改革与发展。传统的教学模式往往侧重于单一学科的知识传授，而忽视了学生综合能力的培养。物联网工程专业作为一种新兴的交叉学科，通过跨学科教学创新，可以打破传统的学科界限，构建更加开放和灵活的教育体系，推动教育理念、教学方法和管理模式的创新。通过跨学科教学，可以为学生提供多元化的学习内容和实践机会，培养他们的创新能力、团队合作能力和解决实际问题的能力。

高校探索物联网工程专业的跨学科教学创新，构建科学化、多元化的培养模式，将为我国物联网产业的发展提供有力的支持。通过这种方式，我们可以培养出既具备深厚专业知识又拥有跨学科综合能力的高素质人才，推动物联网技术及其应用领域的创新与发展。

第 3 章　技术融合背景下的跨学科培养模式

在技术快速发展的今天，各学科之间的界限愈加模糊，传统的单一学科教学模式已难以应对行业发展的复杂性与多样化需求，跨学科合作因此成为推动创新的重要动力。随着信息技术、人工智能和生物技术等新兴领域的崛起，传统教育模式面临着前所未有的挑战与机遇。为了适应复杂多变的社会需求，高等教育亟须探索适应技术融合背景下的跨学科培养模式。本章将探讨技术融合背景下的跨学科培养模式及其在高等教育中的应用与发展，回顾全球跨学科研究与教育的发展历程，分析科学技术发展的趋势及其对高等教育的影响。通过对高等教育跨学科培养模式形成背景的深入分析，为技术融合背景下的教育改革提供理论支持和实践指导。

3.1　跨学科人才培养的形成背景

跨学科人才培养反映了现代社会对人才素质的多元化要求。在全球化与信息化的推动下，各行业面临的挑战变得更加复杂，传统的学科知识已显得不足。教育界逐渐认识到，许多社会问题和技术难题的解决需要跨学科的合作与创新。为此，高等教育机构开始探索通过跨学科的教学与研究，培养既具有专业知识又具备综合素质的人才。19 世纪西方大学的体制化改革使得“学科边界划分”的知识生产得到普遍认同[69]，科学研究往往涵盖多个领域的问题，推动了这种跨学科合作的必要性。国际竞争的加剧和科技迅速发展也促使各国教育体系改革，强调培养具备跨学科能力的创新型人才。因此，跨学科培养模式应运而生，成为应对当今复杂社会问题的有效途径之一。

3.1.1　交叉学科发展的需求

自 20 世纪 50 年代跨学科一词被科学界认可后，学界围绕“学科交叉”（跨学科）的概念讨论就没有停歇过。有学者认为，“跨学科”是对原有单一已知学科边界的超越，并且它涉及两个及以上学科的实践活动。持该观点的代表是美国著名心理学家伍德沃思，他是跨学科研究的早期倡导者之一。也有学者认为，跨学科是由至少两门以上学科且具交叉特点的知识内容构成学科群，是新兴学科群[70]。遵循此观点的跨学科专业设置一般由两个及以上学科课程重新组合设计建立的跨学科专业课程体系。比如，分子生物物理与分子生物化学专业、生物化学与分子生物学专业、信息与计算科学专业，金融数学、生物医学工程等跨学科专业以及跨学科专业群。学科交叉和跨学科作为一项学术运动，在 20 世纪 70 年代的欧美国家开始流行，并在全球持续发展。

自 20 世纪 70 年代开始，欧洲在中学阶段之后的教育开始呈现多元化。跨学科的发展使高等教育内部研究系统的性质和功能也逐渐发生改变。大学教育被划分成五种：一是普通本科教育，如文法学院；二是专业类教育，如医学院校、技术大学；三是突出学科分类的研究生教育；四是具备开展创新型专业研究和跨学科研究的研究型教育，包括一般哲学、方法论、科学伦理等科学文化研究背景的综合性大学教育；五是面向社会的成人教育[71]。

大多数学术团体和大学院系学者认为，综合类大学对跨学科研究和应用性研究至关重要，需要重新定位。由于综合类大学可以依托各自的学科优势，开设交叉学科专业、培养跨学科方向的专业人才，此类大学的意识形态也应该与传统专业技术与文法学院有所区别。例如，综合类大学要更能体现学科间的整合与融合，应支持开设跨院系的多学科交叉课程；并鼓励教师从事跨学科研究和人才培养，以提高教师的跨学科水平，促进学生的创新性思维。因此，综合类大学的研究体系需要重新调整，应强调跨学科研究、多学科交叉相关研究和应用研究的重要性[72]。

许多学者认为，只有高水平的专家才能从事跨学科的研究项目。因此，这类强调跨学科研究的研究型或综合类大学虽然也会组织教师开展一些教学活动，但不会安排繁重的教学任务，以保证师生有充分的时间和精力专注研究与创新。

为更有效地开展跨学科研究，许多研究型大学纷纷建立交叉学科研究中心和课程体系，积极推动跨学科人才的培养与发展[73]。例如，美国麻省理工学院自 20 世纪 70 年代开始建设跨学科相关的机构，并鼓励师生们跨学科甚至跨学院共同从事科学研究，以进一步促进不同学科领域之间的了解与合作。麻省理工学院陆续建立了 28 个跨院（系）研究中心和 14 个跨学科组织，包括由美国国家科学基金会提供资助创建的工程研究中心、各院系自主负责的跨院系以及林肯研究组织、能源研究组织等国家级研究组织[74]。其中，跨院系是由多个相关院系共同参与的校级研究组织，由其中的某一个院系主要负责，牵头组织和实施管理。通过实施专注于特定问题的跨学科项目，加强校际及国际合作，既提高了科研产出的效率，又努力消除学科之间的障碍，为教师和学生创造一流的跨学科专业环境。

以英国的牛津大学和剑桥大学为例，其学科体系不仅丰富，而且专业与课程设置多样，充分反映了科技进步时代学术界的多元化与共享特性。与大多数国家的高校依据学科划分二级学院的做法不同，牛津大学的院系结构为交叉学科的成长提供了广阔的平台。一方面是实行的“学院制”管理，该校有 36 个独立且功能齐全的学院。每个学院都包括学生、学术人员和行政团队，能够提供如住宿、餐饮、图书馆和体育活动等全面的校园服务，形成了一个小型的多学科社区[75]；另一方面是不以传统的学科或专业进行划分，重视文理交叉，将自然科学、社会科学和人文学科同等看待，为所有专业的学生提供可持续发展课程，并定期举办研讨会，以确保学生能够得到及时的指导。学生不仅可以通过在线平台进行学习，还能与来自不同学科的教授及全球各地的同学进行互动交流，这种开放的学习环境有助于激发新的思维和解决方案。剑桥大学采取了一种更为综合的方式，为所有专业的学生开设与可持续发展相关的课程，并定期举办研讨会，确保为学生提供及时的指导。学生们可以通过网络平台进行在线学习，并与不同学科的教授进行互动。这种开放的交流方式不仅丰富了学习体验，也为解决实际问题提供了新的视角，从而促进了学科间的合作与学术的进步。

在中国，第一届交叉科学学术研讨会于 1985 年 4 月在北京召开。包括中国科技界“三钱”在内的著名科学家们就“交叉科学”主题发表了重要讲话，使与会代表对交叉学科的重要性有了进一步了解。1986 年，中国科技培训中心与光明日报出版社联合出版的《迎接交叉科学的时代》文集中记录了著名科学家对交叉科学的观点及其在我国的发展。从此，跨学科研究在我国受到关注。2005 年 1 月，时任中国科学院院长路甬祥院士在《中国科学院院刊》发表“学科交叉与交叉科学的意义”一文指出：科学的发展经历了从“综合”到“分化”及“再综合”的过程，学科交叉是“学科际”或“跨学科”的研究活动，当多个学科知识之间相互作用形成了理论体系，并逐渐演变为交叉学科，而众多交叉学科既高度分化又高度综合，从而实现了现代科学的整体化[76]。

3.1.2　高等教育培养模式的变革

因深受苏联教育模式的影响，“否定通才教育，提倡专业化教育、以专业设置为中心，培养专门人才”成为 20 世纪我国高等教育培养模式的主要特点[77]。在这种人才培养的大环境下，专业的核心地位被大力推崇，促使大学不断细化专业设置，导致学科知识教育越发狭窄，极不利于学科间交叉融合与培养创新型人才。尽管我国高等教育自改革开放以来，逐步重建高等教育制度，主张“专、通”统一，按学科来划分专业、调整专业设置、拓宽专业口径，以摆脱苏联教育模式的影响。但持续数十年的专才教育培养模式对高等教育影响深远，至今仍可见该教育模式的特点[78]。

随着 20 世纪 90 年代以来素质教育理念对人的全面发展和综合素质要求的提高，“窄化”的专业本科培养模式已不能满足社会发展对人才的需求，通识教育逐渐得到重视。通识教育中的“通”不是通才的“通”，而是以培养学科领域内通用人才为目的，通过将不同学科知识贯通，用跨学科的视角来思考问题、协作交流、解决问题[79]。通识教育可以培养学生的综合素质和跨学科的能力，促进学生在各个领域的全面发展。随着 21 世纪的到来，我国科技与社会不断进步，产业结构转型升级与经济高质量发展，促使各行业和产业领域对应用型、复合型人才的需求不断增长。为适应我国高等教育大众化和普及化发展的需求，探索新时代中国特色的高等教育，高等教育领域发生了通专结合培养模式的变革。

在极具挑战的医学及医疗卫生服务领域，物联网技术、大数据、云计算、人工智能等引发新一轮科技革命的先进工程技术，正在通过与医学学科的交叉，充分整合到智慧医疗、精准医学、智能医学、转化医学等新兴医学领域。如何加强医学与其他学科的跨学科交叉整合、培养创新型人才愈发引起教育研究者关注。国家政策、社会发展、教育环境和行业导向在“医工结合”及其人才培养需求上趋向一致，这为我国培养跨学科的“医工结合”人才创造了良好的条件。“医工结合”是典型的跨学科专业人才培养，既要实现不同学科间的“知识贯通”、培养跨学科的思维能力，更要有较强的专业性和实用性。培养熟悉多门学科知识及其应用的人才是其首要教育目标[80]。构建涵盖医学、工学多学科的知识结构体系，是培养“医工结合”人才跨学科素质和跨学科实践能力的基础；帮助学生养成利用跨学科思维，分析和解决复杂的医疗行业问题是“医工结合”跨学科教育的主要目标。从教育的本质属性来看，“医工结合”人才培养既有普通专业教育的共同性又有跨学科的差异性，这就要求“医工结合”教育既要有广博的学科教育基础，又要有针对性的面向行业应用的专业教育特点。所以，跨学科教育模式是新时代高等教育发展到通专结合培养阶段的重要选择。

3.1.3 科技进步与全球创新的推动

自 20 世纪 70 年代以来，全球范围内的跨学科研究不断取得显著突破。科技的迅猛发展与行业需求的持续增长共同推动了跨学科研究的蓬勃发展。同时，发达国家积极促进交叉学科研究的做法，也为我国在该领域的发展提供了重要的外部动力。内外部因素的结合促使跨学科研究在各个领域愈发受到重视。

1）科技进步推动了跨学科培养模式的形成

首先，信息技术的迅猛发展是跨学科培养模式形成的重要推动力。互联网、云计算、大数据和人工智能等技术的广泛应用，使得各个学科之间的界限逐渐模糊。信息技术的普及使知识获取更加便捷。在线教育平台和数字资源使学生可以随时随地学习不同领域的知识。例如，Coursera、edX 等在线教育平台提供了大量跨学科课程，涵盖从计算机科学到人文艺术的各个领域。这种便捷的知识获取方式打破了传统教育的时间和空间限制，促进了跨学科学习的普及。其次，信息技术促进了学科之间的深度融合。大数据和人工智能技术的应用已经渗透到医学、金融、教育、社会科学等多个领域。例如，生物信息学就是计算机科学与生物学相结合的产物，通过运用大数据和算法分析生物数据，推动了基因组学和个性化医学的发展。这种学科融合的趋势要求教育培养出既懂计算机技术又具备生物学知识的复合型人才。此外，信息技术还改变了教育的互动方式。VR 和 AR 技术的应用为跨学科教育提供了新的可能性。例如，通过 VR 技术，学生可以在虚拟实验室中进行生物实验，体验物理现象，甚至进行历史场景的重建。这种沉浸式的学习体验大大提升了跨学科教育的效果。

2）现代科学研究的复杂性进一步推动了跨学科培养模式的形成

许多科学问题的解决需要多学科的综合知识和方法。例如，气候变化的研究不仅涉及气象学，还涉及地理学、生态学、经济学等多个学科。而解决复杂的科学问题需要跨学科团队的合作。在环境科学研究中，生物学家、地质学家、化学家和经济学家需要共同合作，才能全面分析和解决环境污染问题。这种跨学科合作的需求促使高等教育必须培养学生的跨学科合作能力和综合素质。科学技术的发展融合催生了许多新的学科和研究领域，这些新兴学科本身就具有跨学科的特性。例如，纳米科技融合了物理学、化学、材料科学和生物学的知识，形成了一个全新的研究领域。为了适应这些新兴学科的发展，高等教育需要在培养方案中引入跨学科的内容，培养学生的跨学科思维能力和研究能力。

3）全球范围内的创新驱动发展战略也在推动跨学科培养模式的形成

国家和企业越来越重视跨学科人才的培养，以适应快速变化的技术环境和市场需求。首先，科技创新需要跨学科的人才。以工业 4.0 为例，它不仅涉及机械工程，还包括电子信息、计算机科学和管理科学等多个学科。工业 4.0 的核心技术要求工程师不仅具备专业知识，还需要理解和应用其他学科的知识[81]。为了适应这种需求，高等教育需要通过跨学科培养模式，培养出具有多学科背景的创新型人才。其次，企业的技术研发也需要跨学科的合作。例如，在汽车制造行业，电动汽车和自动驾驶技术的研发需要机械工程师、电气工程师、软件工程师和交通管理专家的共同参与。这种跨学科的研发模式要求教育体系培养学生的跨学科合作能力和综合素质。此外，创新驱动的发展战略还要求培养学生的创新思维和能力。跨学科的学习和研究可以帮助学生形成多维度的思维方式，提升他们的创新能力。例如，通过跨学科的项目研究，学生可以从不同学科的视角提出创新的解决方案。这种跨学科的创新能力是现代企业和社会所亟须的。

3.2　跨学科研究及我国跨学科教育的发展

在当前技术融合的背景下，跨学科研究在多个尖端领域取得了显著成果，这不仅推动了科学技术的发展，也引领了跨学科教育的新趋势。随着人工智能、大数据、物联网、量子技术等前沿技术的快速发展，各学科之间的界限变得越来越模糊，跨学科研究成为解决复杂科学问题和社会需求的关键途径。

3.2.1　尖端领域研究引领跨学科发展趋势

目前，全球跨学科研究在多个尖端领域取得了显著成果，涵盖了人工智能与医疗、物联网与智慧城市、生物技术与材料科学、量子技术与信息技术、可再生能源与智能电网等领域。具体来说，人工智能与医疗领域实现了精准医疗、医学影像分析和智能诊断系统；物联网与智慧城市领域推动了智能交通系统、智能建筑和环境监测的应用；生物技术与材料科学领域发展了生物医用材料、纳米药物传递系统和合成生物学；量子技术与信息技术领域研究量子计算、量子通信和量子传感；可再生能源与智能电网领域集中在智能电网、储能技术和新型太阳能电池的发展。这些领域通过融合计算机科学、医学、生物技术、物理学、材料科学、环境科学等多学科知识和技术，实现了精准医疗、智能交通、环境保护、量子计算和储能技术等方面的突破。这种跨学科的合作不仅推动了科技进步，也提升了医疗服务、智能化城市管理和高效能源利用。

此外，跨学科研究还在大数据与社会科学、虚拟现实与教育、机器人技术与人机交互、环境科学与可持续发展、神经科学与心理学等领域展现了巨大的潜力。具体应用包括通过大数据技术分析社会行为和趋势、公共卫生监测和经济预测；利用虚拟现实技术进行沉浸式学习、虚拟实验室和远程教育；开发服务机器人、工业自动化和自然的人机交互界面；推动生态修复、可持续农业和气候变化研究；以及在脑机接口、神经修复和心理健康领域的创新。通过整合数据科学、教育学、认知科学、生态学、心理学等学科的先进方法和理论，跨学科研究为社会行为分析、远程教育、工业自动化、生态修复和脑机接口等应用提供了创新解决方案。这些研究不仅满足了现代社会日益增长的需求，也为未来的科技和社会发展指明了方向。

由于医学本身的复杂性和全面性，解决问题时需要综合运用多个学科的知识和技术。跨学科尖端领域与医学相关的研究较多，这使得“医工交叉”的跨学科人才培养尤为重要。为推动“医工交叉”等跨学科研究的快速发展，研究型大学积极致力于建立交叉学科研究中心，构建多元化的交叉学科课程体系，并实施跨学科的人才培养计划。这些措施旨在打破学科壁垒，促进不同领域之间的合作与创新，从而更好地应对现代社会日益复杂的挑战。例如，美国麻省理工学院自 20 世纪 70 年代开始陆续建设跨院系研究中心或实验室，成立跨学科组织。包括健康机器学习中心、计算机科学与人工智能实验室、环境健康科学中心在内的数十个跨学科研究中心和实验室，以打破院系和专业之间的学科界限，支持跨学科研究。

自 20 世纪 80 年代以来，世界一流大学纷纷建设交叉学科，通过成立跨学科组织与研究中心，完成跨学科研究任务，反哺跨学科教育，实现两者的良性可持续发展。1983 年，美国匹兹堡大学和卡内基梅隆大学联合创办了医学科学家跨学科训练项目。该项目依托于美国国立卫生研究院，旨在为两所大学的跨学科、跨机构学生提供适合开展医学和基础科学联合研究的环境，以培养研究型医生[82]。1987 年，德国海德堡大学成立了跨学科计算中心，旨在汇集不同学科的科学家开展跨学科研究，以促进全球科学计算领域的创新发展。该中心通过科学计算架起了不同学科和应用领域的桥梁，成功实现了为自然科学、医学、工程学和人文学科服务的愿景[83]。英国剑桥大学一直推崇多学科交叉研究，拥有 15 个跨学科研究中心、战略研究计划和战略研究网络。这些中心涵盖数据驱动、癌症、传染病、神经科学、公共卫生、干细胞、工程生物学、全球粮食安全、语言科学、能源等跨学科研究方向[84]，并设有专门的跨院系研究机构，旨在通过组织机构推动不同部门、不同学科开展交叉研究。剑桥大学的数据驱动研究中心和计算生物学在生命科学领域的“医工交叉”跨学科研究应用方面取得了突出成就。1999 年，加州大学伯克利分校大力发展跨学科建设，通过开展“健康科学计划”项目，推动生物学与其他学科领域的整合。该校还与劳伦斯伯克利国家实验室共同建造了涵盖物理、化学、分子生物学和公共卫生等学科的跨学科研究中心，涉及 8 所学校和 400 名来自不同学科领域的科学家[85]。

在全球对“医工结合”人才需求日益增长和国内外跨学科科研、教育快速发展的影响下，西方发达国家有关医工跨学科人才的培养已从表层形式发展到深层实质。这也促使我国教育主管部门和高校意识到，必须尽快实施跨学科研究及相关专业人才培养，以把握学科交叉带来的发展机遇，确保在全球跨学科发展的大趋势下不落伍。因此，发展包括“医工交叉”在内的学科专业教育和科研，并培养“医工结合”跨学科人才，成为我国高等教育发展的主动选择。

3.2.2 我国综合类大学的跨学科建设

纵观我国高校跨学科教育发展，20 世纪 90 年代综合类大学与部分专业性院校的合并奠定了跨学科人才培养的基础，并逐渐迎来了新的发展时机。2001～2015 年是我国高校跨学科的快速发展阶段。以“医工交叉”的跨学科发展为例，综合类大学加强了包括“医工交叉”在内的交叉学科研究及机构建设，而未参与合并的综合类大学则通过新建或共建医学院的途径把握医学及其学科交叉发展带来的红利。

20 世纪末，我国高校体制改革和院校合并潮的兴起，使不少独立设置的医学院校并入综合类大学成为二级学院，有的医学院则与理工科类大学共同组建升级为综合类大学。有资料显示，1990～2006 年，全国高校合并次数为 431 次，其中涉及医学院校的合并有 64 次，包括各级各类医学院校、原卫生部直属院校以及地方院校。20 世纪末，由于体制改革，卫生部不再直接管理高校。原卫生部直属的 11 所医科大学中的 9 所在 2000 年完成了合并，包括北京医科大学、上海医科大学、华西医科大学、同济医科大学、中山医科大学、白求恩医科大学、湖南医科大学、西安医科大学、山东医科大学。这些院校分别与北京大学、复旦大学、四川大学、华中科技大学、中山大学、吉林大学、中南大学、西安交通大学、山东大学合并。与此同时，部分地方知名医科大学也加入了综合类大学的合并组建，如浙江大学合并浙江医科大学、上海交通大学合并上海第二医科大学、武汉大学合并湖北医科大学。合并后，这些高校在生命科学与医学领域的综合实力得到了一定提升，造就了一批规模大、实力强的综合类大学。

进入 21 世纪后，我国高校合并依然方兴未艾，成为大多数学校实现跨越式发展的选择。未参与合并的高等医学院校也通过加快自身建设和寻求合作实现新的发展。自 2010 年起，我国又有一批高校通过合并、联合或共建的方式建立了医学院。例如，2011 年 3 月，昆明理工大学合并云南省第一人民医院和昆明理工大学附属医院，建立了昆明理工大学医学院；2012 年 6 月，江南大学合并无锡市第四医院建立医学院；2013 年 9 月，电子科技大学合并四川省人民医院建立医学院；2014 年 7 月，西南交通大学合并成都市第三人民医院并联合成都军区总医院建立医学院；2014 年 9 月，华南理工大学联合广东省人民医院建立医学院；2015 年 12 月，贵州大学与贵州省人民医院共建医学院。2016 年以来，不少理工科类知名院校为增强科研实力，填补医学学科的空白，亦将新建医学院提上日程。例如，2016～2017 年，南方科技大学、广西大学、大连理工大学先后策划筹建医学院。

合并医学院后的高校多数实现了实力与排名的双重提升。据医学界 2020 年的最新评估，在我国医学院校综合实力排名前 100 的高校中，有 55 所综合类大学、30 所医科大学和 16 所医学院。经分类统计发现，无论是在排名前 50 还是前 100 的医学院校中，综合类大学的医学院（部）的数量始终占多数，例如，在前 50 名中，综合类大学的医学院占到了超过一半，而独立医学院校则相对较少，仅占少数。这一现象表明，综合类大学在医学教育领域发挥着重要作用，反映了其在多学科交叉培养方面的优势，也显示出社会对综合型人才培养的广泛需求。综合类大学医学院（部）的综合实力排名靠前，其中发展较为突出的有合并中山医科大学后的中山大学、合并华西医科大学后的四川大学、合并江西医学院后的南昌大学，以及由华中理工大学、同济医科大学、武汉城市建设学院合并而成的华中科技大学，由中南工业大学、湖南医科大学、长沙铁道学院合并而成的中南大学。

合并后的综合类大学加快了涵盖“医工交叉”学科在内的跨学科研究步伐，并积极探索跨学科教育。例如，北京大学和上海交通大学作为我国研究型高校的优秀代表，积极开展跨学科研究与教育。他们从最初设立跨学科培育基金、推动新兴学科建设，发展到有规划地将学校优势学科与附属医院、相关行业和企业的应用实践相结合；从建设集医学教育、科研和医疗服务一体的临床医学院，到利用综合类大学的多学科优势，实施“医工、医理”学科交叉融合。北京大学拥有多个跨学科研究中心和研究院，包括 2000 年成立的生物医学跨学科研究中心、2006 年成立的北京大学前沿交叉学科研究院、2014 年由北大医学部设立的医学交叉学科联合研究种子基金项目，以及 2018 年由信息科学与技术学院成立的医学信息交叉研究中心。上海交通大学在 2005 年与原上海第二医科大学合并后，依托学校临床医学和理工学科的优势，大力推动生物医学、工程学、物理科学与医学科学等学科的交叉发展，并将发展“医工、医理”交叉学科作为学校的重要战略之一。2007 年 11 月 12 日，上海交通大学成立 Med-X 研究所，下设生物医学影像学和信息学研究中心、神经科学与神经工程研究中心、教育部数字医学工程研究中心、纳米生物医学研究中心等多个联合研究中心，并开放了集多学科交融、多资源共享、多方位服务于一体的医学应用研究平台。经过多年发展，该平台已成为上海交通大学实施“985 工程”建设的重要科技创新平台。2018 年，上海交通大学面向国家生物医药产业发展需求，设立了“医工交叉平台”博士生招生专项计划，每年招收 15 名全日制博士研究生，学制 5 年，实行双导师制培养，学习医、工交叉模块课程，论文选题源自医学与工学的交叉项目。该计划旨在发挥上海交通大学的医学与理工学科优势，推动医工（理）交叉学科发展赶超世界先进水平。

部分高校通过新建或共建医学院或与医学相关的跨学科机构来发展“医工交叉”跨学科研究。以清华大学为例，该校于 2001 年成立医学院，经过 20 多年的建设发展，已建成拥有强大科研能力、临床应用能力的医学专家团队和系统的医学人才培养体系。2016 年 10 月，清华大学成立了集“医、教、研”于一体的临床医学院，通过发挥学校综合学科的优势，将医学与工程学合作，积极发展医疗信息学、医学大数据与人工智能等领域的研究与发展，打造多学科融合的产学研合作模式，为实现“健康中国 2030”提供专业指导，贡献智慧与人才。近年来，清华大学实施了多项举措来加强学科交叉以提升学校的创新能力：成立了跨学科交叉研究工作领导小组，制订并发布了促进跨学科交叉研究的指导意见和管理机制，包括出台跨学科交叉研究实验室、跨学科交叉研究中心、跨学科交叉研究院等研究平台或机构的建设与管理办法，并完善了相应的动态调整与退出机制。例如，2019 年 7 月，清华大学成立了校级科研机构——医工交叉研究院，该研究院依托的院系为航天航空学院，共建院系包括医学院、材料学院、机械工程系、精密仪器系、工程物理系。医工交叉研究院充分发挥清华大学的多学科优势，联合医、工相关院系及附属医院，共同开展医疗装备和医疗服务的关键技术创新及核心产品研发。该研究院的目标是建设成为国际领先的医工交叉学术中心与技术中心，形成国际一流的医工交叉“产—学—研—医”生态体系典范，引领行业发展，推动医学进步。

3.2.3　我国专业性大学的跨学科教育发展

专业性大学与综合类大学在学科设置和教育目标上存在显著差异，前者专注于特定领域的深度研究和专业技能培养，而后者涵盖广泛的学科门类，注重全面素质教育。在跨学科教育日益重要的背景下，专业性大学通过整合其核心学科资源，设计跨学科课程和项目，建立跨学科研究中心，推动教师跨学科合作以及加强与行业的合作，以形成符合其特点的跨学科教育模式。这种整合不仅有助于提高教育质量，还能够培养学生适应快速变化的社会和技术环境所需的跨学科能力。因此，专业性大学在跨学科教育的探索中，必须结合自身的学科特点和行业需求，以实现更高效的人才培养和创新成果。

大多数专业性大学的跨学科教育一开始主要集中在理工科专业，随着时间的推移，多学科领域的交叉融合逐渐覆盖了更多的理工学科。工程技术的创新应用为科技的发展带来了全新格局，生命科学与工程学得到了飞速发展。尤其是 2000 年以后，以生物医学工程、生物信息、物联网、人工智能为代表的先进技术在医疗领域得到了广泛应用，推动了“医工结合”的应用发展。与此同时，相关跨学科、多学科交叉专业成为当前“医工交叉”人才培养的重要载体，并引发了教育主管部门和高等教育工作者的关注。

卫生部和教育部于 2001 年 7 月联合印发了《中国医学教育改革和发展纲要》（2001—2015 年），提出了医学教育要实现拓宽专业口径，积极发展医学相关类专业的目标[86]。同年 10 月，教育部出台的《关于做好普通高等学校本科学科专业结构调整工作的若干原则意见》指出，高校要优先发展信息科学、生命科学、新材料科学等高新技术类本科专业，并鼓励高校探索建立跨学科、交叉学科专业，打破学科壁垒，探索人才培养模式多样化的新机制[87]。这为高等医学院校开办与医学相关的多学科交叉专业指明了方向。2012 年，教育部发布的《普通高等学校本科专业设置管理规定》明确支持高校根据办学定位和特色，从国家重大战略需求和区域经济社会发展需要出发，依法自主设置跨学科专业[88]，为独立设置的医学院校自主办学、开办多学科交叉专业创造了条件。

自 20 世纪末以来，经过 20 多年的发展，一些医学院校与综合类大学或理工类大学合并，成立综合类大学的医学院（部），剩余的独立设置医科大学数量相对较少。在世界一流大学围绕解决医学问题大力开展跨学科教育和科研的趋势影响下，以及国家支持高校自主办学、鼓励开设交叉学科专业的引导下，开办多学科交叉专业成为独立设置医学院校的必然选择。经调研统计，“医工结合”和“医理结合”是医学院校发展交叉学科最常见的组合方式，这种方式侧重于生物学、医学与工学、理学学科间的交叉融合。目前，我国大部分独立设置医学院校都陆续开设了多学科交叉理工类专业，部分医学院校开设的理工类本科专业数量甚至超过了医学类专业。

我国独立设置医学院校开设的理工类本科专业涉及生物医学工程、计算机、电子信息、食品科学与工程、生物科学、药学、医学技术、体育、心理、管理科学与工程等学科类别。由于各医学院校的特点、优势学科和发展目标不同，所开设的理工专业也有所不同。在上述独立设置医学院校中，大多数高校的医学和生物学学科实力较强，因此基本上都开设了医学技术、生物医学工程和药学类专业。医学技术类的专业数量最多，涵盖了检验、影像、康复等临床应用方向，多数为理学专业。部分独立设置医学院的电子和计算机学科基础较好，或附属医院的信息化水平较高，因此开设了电子信息科学与技术、医学信息工程、物联网工程等电子信息与计算机类的工学本科专业。表 3.1 列出了独立设置医学院校开设的理工类本科专业及其学科门类。

表 3.1　独立设置医学院校的理工类本科专业及其学科门类

学科门类	专业名称
生物医学工程	生物医学工程、假肢矫形工程
电子信息与计算机	计算机科学与技术、物联网工程、电子信息科学与技术、医学信息工程、信息工程
食品科学与工程	食品科学与工程、食品质量与安全、食品营养与检验教育、食品营养与健康、食品卫生与营养学
医学技术	医学影像技术、医学检验技术、卫生检验与检疫、医学实验技术、康复治疗学、康复物理治疗、康复作业治疗、听力与言语康复学、眼视光学、智能医学工程
生物科学	生物技术、生物信息学
药学	药学、临床药学、药物制剂、中药学
体育类	运动康复
心理类	应用心理学
管理科学与工程类	信息管理与信息系统

从开设的理工类本科专业数量来看，现阶段独立设置医学院校“医工、医理结合”的领域主要集中在医学与生物学、医学与工学、医学与材料、医学与计算机等学科领域交叉而成的专业。例如，生物医学工程、医学影像技术、医学检验技术、生物信息学、医学信息工程、物联网工程等。这些专业旨在通过多学科的交叉融合，以解决医学或医疗服务问题为目标，利用理工科的研究工具或技术手段，突破在疾病预防与预警、临床诊疗、医后康复等领域的技术瓶颈与挑战，最终满足临床需求。

根据专业办学时间和应用特点，独立设置医学院校的理工类本科专业可以分为传统“医工交叉”专业、“医理交叉”专业和新兴多学科交叉专业，如生物医学工程、医学影像技术、眼视光技术、医疗器械工程、制药工程、医学信息工程、生物工程、生物制药工程、医学检验技术等专业属于办学时间较长的传统“医工”“医理”学科交叉专业。而物联网工程、假肢矫形工程、智能医学工程则是近年来兴起的面向医疗行业应用的新兴多学科交叉专业。

3.3　跨学科本科培养模式

跨学科教育已成为当今高等教育改革创新的重要方向和高校提升综合能力的策略与手段。通过查找资料及调研发现，对于本科阶段的跨学科教育而言，综合类大学主要通过开设跨学科专业、选修不同学科的课程、开展跨学科项目，或者改革通识教育模式，实行通专结合的方式来实现跨学科教育。

3.3.1　综合类大学的实践

培养尖端的跨学科人才是综合类大学的主要目标。目前，我国综合类大学的跨学科人才培养模式主要有三种类型：一是基于跨学科课程的学习模式，即通过课程重构和开设跨学科课程来推动学科交叉和跨学科人才的培养。二是依托跨学科机构的“专项人才班”模式，即依托各类跨学科研究机构或研究项目，开设专门人才实验室，突出科研与应用相结合，培养拔尖创新的跨学科人才。三是“产教研融合协同育人”培养模式，即依托多层次的创新教育体系和产业学院平台，构建产业、学院、行业三位一体的专业培养模式，打造复合型人才。

1. 跨学科课程学习模式

随着科学技术与社会的进步，传统单一学科的知识体系已经无法满足医学与工学交叉跨学科发展的需要。为培养知识面广、适应性强、创新能力高且具有跨学科思维的人才，开设跨学科课程是较为直接的方式。跨学科课程学习模式可以通过设置医学与工学交叉的课程，以解决行业实际问题为目标，将多学科知识有机结合起来，打破学科间的壁垒；也可以通过加强通识教育，按学科属性开设跨学科选修课程，并设置各学科选修课程的学分要求，促进学生掌握医学、工学、理学等领域的核心知识，为将来开展医学与工学结合的应用与研究奠定基础；还可以通过教师在课堂教学中融入医学与工学知识，或者开展跨学科活动来实现人才培养。该模式主要是对学生的学习内容进行改革，不涉及组织管理与人事变动，操作相对简单。不仅可以避免传统学科的束缚，还可以有效突破传统按学科门类和专业设置来组织教学活动的限制。

以北京大学八年制本博连读基础医学专业为例，该专业作为北大“强基计划”之一，将学科交叉、科教融合作为培养拔尖创新人才的重要途径。北大医学部以培养学生科学创新能力为目标，将学术研究优势转化为教学优势，鼓励以发现和探索为中心的教学，实施“核心课程+跨学科课程、研究性学习、实践训练”多样化和开放探索的专业培养体系。该专业的课程体系由四大课程群组成：一是“基础医学融合课程群”，包括医学分子细胞遗传基础、病原生物与医学免疫、人体形态与功能等课程。二是“理论基础课程群”，包括理学类、工学类、信息类的基础课程。三是“研究方法与技术课程群”，包括数据统计方法、信息编程技术、生物医学检测技术。四是“医学中的理工信课程群”，包括大数据解读、机器学习、人工智能、工程基础、信息处理等课程。该专业的课程体系体现了多学科知识的交叉融合，既有课程群内部的知识交叉，又有课程群之间的融合；既有基础医学与临床医学课程的融合，又有医学与工学、理学、人文科学等学科的融合；既强调学科理论基础的记忆和理解，又融入了跨学科研究方法与技术的应用和创新。通过医、理、工、信多学科交叉课程体系的教育学习，全方位、多层次地提升学生的综合能力。为满足不同学生的学习兴趣，北大医学部与校内各学院（部）、临床医院交叉合作，已逐步实现在人才培养各阶段的纵向贯通与交叉融合。在课程教学方面，以“注重能力、突出创新、加强实践”为原则，以“器官系统”为中心，围绕临床案例，开展小组讨论式学习，并充分使用翻转课堂、自主研讨课等教学新方式。

该专业的“跨学科课程学习模式”有三个突出特点：一是拥有多元化的课程知识体系，专业教育与通识教育相结合。将通识教育理念和培养“博雅人才”贯穿人才培养全过程，并积极推进本科生教育和研究生教育的贯通。二是开设较多“学科交叉”性质的课程。一方面是通过加强通识课程体系的建设，另一方面是重构跨学科的课程设置。北大医学部通过重构“深度融合、螺旋式提升”的交叉课程体系，有效地促进了涵盖医学、工学在内的多学科深度融合。三是课程的开放性、包容性较强，且有相对自由的选课制度为支撑[89]。

在组织管理上，采用书院式管理，实施全程导师制，设立了学业导师组、科研导师组和生活导师组。在本科生阶段，优先给“强基计划”的学生配备培养团队，实施教育教学一体化。教育周期分为通识教育、基础医学教育、专业教育和毕业后教育四个阶段。这与德国 HannibaL 医学课程教学模式有共同之处，旨在培养学生自主学习和分析、解决问题的能力。通过科教融合，加强科研实践和临床专业素质训练，可有效促进医学技术的创新转化。

2. “专项人才班”培养模式

“专项人才班”培养模式是依托跨学科单位或成立涵盖“医”“工”交叉在内的跨学科机构，通过设立专项实验班开展人才培养的运行方式。相较于跨学科课程学习模式，它强调有切实的学科交叉研究与应用，注重培养学生的跨学科实践能力。该培养模式的跨学科性最强，对人才培养的条件要求较高。

清华大学创新跨学科人才培养模式，专门开设“姚班”和“智班”，重点着眼于计算机科学、生命科学、经济学、数学、物理学等相关学科的学科交叉人才培养，旨在培养世界一流高校本科生及领跑国际的拔尖创新人才。该校于 2011 年 1 月成立交叉信息研究院，是国内致力于交叉信息科学研究的教学科研单位，以建设世界一流的交叉信息研究机构，培养具有国际竞争力的拔尖创新人才为目标。依托在人工智能领域的强大实力，交叉信息研究院与信息科学技术学院、生命科学学院、医学院紧密合作，通过组建一流师资团队，基于人工智能核心算法和系统，在涵盖健康医疗在内的多个研究方向上取得了突出成果，奠定了坚实的学科基础。2019 年，交叉信息研究院创建了清华学堂人工智能（智班），现已成为计算机科学和人工智能领域人才培养的高地。

为培养领跑国际的人工智能领域拔尖科研创新人才，清华学堂人工智能（智班）积极打造学科间的深层交叉合作平台，促进不同学科之间的交叉结合；在助力不同学科发展的同时，深化对人工智能前沿的理解并进一步推进人工智能发展。其中，人工智能与医学交叉的研究领域包括人工器官关键技术、医疗健康大数据与人工智能、互联网医疗体系和医用机器人，极大地推动了包含“医”“工”交叉等跨学科方向的学科发展。

智班的培养特点是“广基础、重交叉”，专业知识涵盖了数学、计算机、神经科学、脑科学与心理学等多个相关学科，课程少而精。在本科低年级阶段，智班通过人工智能入门、人工智能应用数学、计算机与人工智能的核心课程（包括机器学习、深度学习、计算机视觉、数据挖掘、自然语言处理、数据库等课程），为学生打下扎实宽广的基础。本科高年级阶段则通过人工智能交叉项目——“AI+X”课程项目，使学生有机会将人工智能与其他学科前沿相结合，在应用人工智能促进不同学科发展的同时，深化对人工智能理论的理解，推动该校的人工智能朝前沿方向发展。与此同时，智班提供了充足的人工智能研究实践机会。其中，组织学生去相关产业、行业的联合实习，不仅可以帮助学生深入了解人工智能在实际产业应用中遇到的前沿科学问题，有利于培养学生思考能力、应用能力和创新能力；还可以促进人工智能理论与技术在不同行业的应用与推广，为产业发展与创新提供坚实的技术基础。在组织管理方面，智班学生的学籍归属交叉信息研究院，研究院内部可以申请转换，在一年级下学期可以申请转系。

3. “产教研融合协同育人”培养模式

“产教研融合协同育人”是以国家政策，产业、行业的需求为导向，依托产业学院、研究机构、合作企业，共同培养人才。上海交通大学于 2016 年在全国率先开展人工智能方向的本科生培养，2019 年设立人工智能（卓越人才试点班），2021 年开始与上海人工智能实验室深度合作，共建“国智班”项目，旨在培养面向国家“创新驱动发展战略”与“新一代人工智能发展规划”重大需求的人工智能专业人才。该校的人工智能专业与地方政府、产业研究所密切合作，共建了多个人工智能创新研究基地，探索包括医学、生物学、心理学、物理学在内的学科交叉融合“人工智能+X”复合专业人才的培养途径。

上海交通大学人工智能专业的课程设置借鉴了美国斯坦福大学、康奈尔大学、卡耐基梅隆大学的课程体系，在顶层设计上打破学科壁垒，除了重视学生的数理基础培养，还融合了多学科特色。课程体系由通识教育课程、专业教育课程、专业实践类课程组成。其中，必修课包括人工智能思维与伦理、人工智能问题求解与实践、信号与系统、算法设计与分析、计算机体系结构、随机过程、数字信号与图像处理、机器学习、深度学习及应用、计算机视觉、操作系统、自然语言处理、强化学习、数据挖掘等；限选类课程包括计算机网络、生物信息学、人工智能前沿讲座、数理逻辑、软件工程与项目管理、数据库原理、博弈论与多智能体学习、知识表征与推理等。该专业设有智能感知认知方向、机器人与无人系统、智能芯片与系统三个专业方向，每个方向都有特定的 4～5 门专业课程。专业实践类课程包括 4 门实验课程，各类实习、实验以及专业综合训练。在创新教育方面，该专业搭建了包含课程实践、实验室实践、创新创业训练、企业实训在内的全过程、多层次的创新实践教育体系。

2021 年 9 月，上海交通大学获批建设上海市首批重点现代产业学院——现代医疗设备产业学院。为推进校本部与医学院、附属医院共同培养医学与工学交叉领域人才，该产业学院建设了 30 个各具特色的交叉人才培养基地，并开设了“智慧医疗仪器”辅修专业，旨在打造集产业、学校、医院三位一体的新型辅修专业，通过产业学习、专业知识扩展、“医+X”实践项目的全链条学习，培养复合型“医+X”人才。辅修专业课程由专业基础课程、专业核心课程和专业选修课程、医院实践课题以及企业实践项目四大模块组成。上海交通大学通过引进课程、搭建学生科创平台、设立大学生创新训练计划“医+X”专项、建设临床体验中心、开展组织科研沙龙、小组科研指导、创新交流与实践活动等途径，加快了高层次复合型人才培养。

综上所述，综合类研究型大学涉及医学与工学交叉的教育是学校培养高层次拔尖创新型人才的重要举措之一，现阶段并未形成专门培养“医工结合”本科人才的培养模式。不论是开设跨学科课程、设立专门人才实验班，还是依托产业、研究机构开展的协同育人，都是多数综合类研究型大学培养跨学科人才的主要途径。除此之外，一流综合类大学为体现对跨学科人才培养的重视，普遍有双学位和主、辅修制度、本科和研究生共享课程以及学科交叉项目资助政策，以拓展学生的视野，培养学生的跨学科思维。例如，北京大学的六大学部基本实现了全校范围内自由选课，学部内部支持自由转专业。清华大学于 2017 年在学校全面实行本科大类招生和大类培养，本科教育朝着“以通识教育为基础、通识教育与专业教育相融合”的方向转型，逐步实行在培养计划和导师指导下的自由选修学分制和自主选择专业制度。

由于综合类研究型大学重在培养跨学科研究型、高层次复合型、拔尖创新型人才，重视学生的综合能力、研究能力和创新能力的发展，要求在培养过程中为学生打好宽厚的学科知识基础，提供良好的跨学科学习环境和创新的研究项目与应用。所以，综合类大学多采取大类招生，以大类专业基础，贯彻通识教育与专业教育相结合。它们拥有多元复合的学科、过硬的课程体系、全面的通识教育、建有完善的教学科研创新平台，具备开展跨学科人才培养的条件。因此，对办学单位的整体学科水平和办学实力要求很高。

虽然综合类大学跨学科人才培养的经验可供参考，但对于应用型本科院校以及面向具体行业应用的职业院校而言，实施大类培养模式反而无法有效保证人才培养的质量。

3.3.2　专业类大学的跨学科教育探索

传统的专业类大学专注于特定学科领域或职业领域，提供专门的教育和培训，培养专业技术人才和学术研究人才，主要包括医学院校、农业院校、工程类院校、师范类院校、财经类院校、政法类院校、语言类院校、艺术类院校、体育类院校、林业类院校、矿业类院校、海洋类院校、航空航天类院校、交通运输类院校、石油类院校、纺织类院校和食品类院校。基于专业教育的跨学科人才培养是现阶段我国专业类大学开展跨学科教育的主要途径。它根据专业培养目标和职业发展方向，在原有专业教育结构的基础上，通过开设不同学科交叉的通识课程或专业课程，依托学科交叉领域的项目研究与应用，开展跨学科教育活动来培养学生。目前我国专业类大学主要依托各自的学科优势，通过开设与应用领域相关的学科专业，实施跨学科人才培养。

在技术融合背景下，跨学科尖端领域与医学的关联较多。由于医学本身的复杂性和全面性，使其在解决问题时需要综合运用多个学科的知识和技术，医工交叉融合研究及其人才培养也成为全球跨学科研究的重要方向，同时也是攻克难点之一。为此，在高等医学院校开展医工交叉专业的教育探索，对于应对未来复杂的医学与工程问题具有重要意义。

调研发现，目前我国独立设置医学院校开办的工学专业，多数具备多学科交叉的特点。这些专业按照学科可分为两类：一类是以生命科学和医学为基础的工学专业，如生物医学工程专业、假肢矫形专业等传统医学与工学交叉专业。另一类是以面向医疗行业应用为主要职业发展方向的工学专业，如物联网工程专业、智能医学工程等新兴多学科交叉专业。医学院校开办这些工学本科专业皆为培养能够有效解决医疗行业应用问题的“医工结合”跨学科人才。

1. 传统“医工交叉”工学专业人才培养模式

自 20 世纪 70 年代以来，我国各地高校陆续开办生物医学工程专业，经过多年的建设与发展，该专业已经成为我国办学历史较早、持续时间较长的医学与工学交叉专业。经过调研梳理，目前我国独立设置医学院校生物医学工程专业的人才培养有以下特点。

（1）培养理念突出“宽口径、强实践”

生物医学工程专业是典型的多学科交叉工学专业，涉及的学科门类多样，学科间的知识结构复杂。该专业人才培养需要掌握多种与生物医学工程相关的知识、理论和实践技能。因此，淡化学科间的界限、打破交叉学科的专业壁垒，使医、工学科得到有效的交叉融合，不仅需要宽厚的专业基础知识，还要实现跨学科的创新思维和实践能力的培养。我国大多数开设此专业的独立设置医学院校都采用“宽口径、强实践”的培养模式。

1）“宽口径”培养理念占主导地位

自 2000 年起，我国医学院校在拓宽专业口径、加强学科基础、扩大知识领域等方面做了较多尝试。2001 年，为落实科教兴国战略方针和《中共中央关于制定国民经济和社会发展第十个五年计划的建议》的精神，使医学教育更好地为人民健康和社会主义现代化建设服务，卫生部、教育部联合印发了《中国医学教育改革和发展纲要》，明确了我国医学教育改革和发展的中长期目标。纲要指出，我国医学教育的专业设置虽几经调整，但仍存在专业结构不合理、专业口径偏窄、社会适应性不强等问题。医学教育改革的总目标是调整专业结构，压缩专业数量，拓宽专业口径，增强专业的社会适应性。纲要提出，到 2005 年要实现调整和减少医学类专业数量、拓宽专业口径、积极发展医学相关类专业的目标。2007 年，教育部与其他部委联合发文《关于进一步加强国家重点领域紧缺人才培养工作的意见》，根据相关产业和行业对专门人才的实际需求，在拓宽专业口径的基础上，在高年级灵活设置专业方向，努力扩大紧缺专业的人才培养规模，优化人才培养结构，为产业部门提供人才和智力支持。

经过调研发现，我国独立设置医学院校的生物医学工程专业，多遵循“宽口径”的教育理念，培养通用型人才的特点较为突出，这也使该专业本科毕业生的就业面较广。在具备生物医学工程博士授予单位的医学院校，该专业的人才培养主要依托学校的优势研究领域或特色研究方向，根据办学单位所在地区的特点及产业需求，开展专业教学和人才培养。例如，首都医科大学生物医学工程专业依托该校国家生命科学与技术人才培养基地、首批国家级一流本科专业建设点和丰富的临床医学资源，重点培养具备良好医学背景且有明显“临床工程”优势的高级复合型人才。重庆医科大学的生物医学工程专业利用超声医学工程国家重点实验室等产学研用一体化平台，依托首批国家级一流本科专业建设点，培养具备医学与工程相结合的研究与应用潜能，主攻医疗器械研发的创新型、复合型拔尖人才。温州医科大学生物医学工程专业则依托国家眼视光工程技术研究中心、浙江省生物医学工程实验教学示范中心、温州生物材料与工程研究所等多个国家级、省部级教学科研平台和附属医院，通过眼视光医学和生物医学工程两个国家级一流专业，培养以眼视光为代表的卓越医学工程师。

2）突出“学科大类招生、多样化人才培养”

为响应国家号召，我国独立设置医学院校积极开办医学相关专业，有不少医学院校开办的医学相关专业超过了医学专业；在兼具生物医学工程专业本科、硕士、博士培养层次的医科大学，此类传统“医工交叉”工学专业多采用学科大类招生、细化专业方向或专业特色，进行多样化人才培养。

通过细化专业方向，开展多样化人才培养。学生在入校后，统一学习通识课程和专业基础课程，后期根据不同专业方向安排专业课程。例如，南方医科大学的生物医学工程专业采用大类招生模式，提供生物医学工程专业的七年制本硕连读课程。此外，该校还设有多个本科专业方向，包括医学影像工程、智能医学信息、医学物理师、智能医学仪器以及生物医学材料等，旨在培养具备多领域知识和技能的人才。这五个专业方向的主干课程都包含人体解剖学、信号与系统、数字信号处理等。医学影像工程、医学物理史、智能医学仪器专业方向都开设生理学、病理学、临床医学概论、模拟电子技术、数字电子技术等医学及电子信息工程类课程。医学影像工程方向的专业课程有医用 X 线机、医学图像处理、医学电子仪器原理、CT 原理与技术、MRI 原理与技术等。智能医学仪器方向的课程有生物医学机能学、误差理论与数据处理、医学传感器、医学电子仪器、医学影像设备原理、医学仪器检测技术等。医学物理师专业方向开设的课程有现代医学影像设备、医用 X 线机、医学影像学、辐射剂量学、核医学、放射治疗设备原理、肿瘤放射物理学、放射生物学、放射治疗学等。智能医学信息方向的主干课程有医学信息概论、计算机网络原理与应用、数据通信技术、数据库原理与应用、数据结构、.net 程序开发与应用、微机原理与接口技术、医学图像处理、模式识别、最优化理论等。生物医学材料方向的主干课程有复变函数与积分变换、数据结构、C 语言程序设计、面向对象程序设计、电路分析基础、医学电子测量与技术、信息论与编码、生物医学信号处理技术、信号采集与处理、模式识别导论、工程制图等。

中国医科大学生物医学工程专业为适应社会需求，同时兼顾学生个性发展，形成了生物医学仪器、智能医学工程、生物医学材料三个培养方向。专业课程体系由数学与自然科学课程、医学类课程、专业基础与专业课，以及生物医学仪器方向主要课程、智能医学工程方向主要课程、生物医学材料方向主要课程和实践教学等七大模块所组成，学生可以根据专业方向选择课程体系下的相关课程。重庆医科大学、天津医科大学生物医学工程专业在学生入学后实施宽口径培养方案，根据课程模块，将相近专业方向的学生安排在一起上基础课，或者允许学生跨专业方向甚至跨专业选课，由学生根据自己的兴趣和专长确定自己未来发展的方向。

通过增强专业学生的就业灵活度，培养不同特长的生物医学工程人才，即“扎实基础、专通并用，进行多样化人才培养”。例如，南京医科大学生物医学工程（四年制）本科专业通过拓宽专业口径，以增强学生应对将来不同行业工作需求的适应能力。其课程设置由“通识人文”“理工基础”“生物与医学基础”等基础课程模块，以及“临床医学工程”“电子信息”“计算机技能”等专业课程模块组成，知识内容涵盖了生物医学工程专业学科领域的基本研究方法与技能，以及人工智能、先进制造技术、生物材料、医疗仪器等国家重点发展的前沿领域，有利于培养复合型人才。温州医科大学的生物医学工程专业利用通识教育平台课程、学科基础教育平台课程和专业教育平台课程培养多样化人才。其中，对于管理型人才的培养，主要引导学生辅修管理类专业的核心课程和相关公共选修课，注重学生管理能力、组织能力、交流能力的培养。对于创新型人才的培养，通过建立本科生导师制，鼓励学生大学二年级后开始进入专业实验室，熟悉并逐步参与科研。加强学科竞赛培训和创新创业训练，引导优秀学生申报各类课题，注重创新意识、科研能力、创新创业能力的培养。对于国际型人才的培养，在专业教育课程中开设双语或者全英语授课课程，积极引导并为学生提供托福、雅思等外语水平考试的辅导，要求学生参加全英文学术报告，并鼓励优秀学生申请国外高校交换学习，注重外语能力、国际视野、跨文化沟通能力的培养。上述医学院校的生物医学工程专业，能针对学生的学业规划、专业兴趣、职业发展方向，进行个性化、多样化培养，有利于增强就业的灵活性，提高学生的就业竞争力，为适应社会及用人单位的需求奠定良好基础。

3）重视实践能力培养且与行业应用相结合

对于生物医学工程专业，多数办学单位已与企业、行业等用人单位建立了长期、稳定的合作关系，从实习带教到毕业设计，从共同建设课程到共同研发项目，从单向输送工程技术培训到校企双方一同参与“双师”教师的培养与认证，所有这些都围绕更有利于实现人才培养目标的初衷而展开。因此，“注重专业教育与行业应用相结合”的实践能力培养也是传统“医工交叉”工学专业培养模式的重要特点。

一方面是建立以“培养实践能力”为核心的模块化教学体系。部分医学院校的生物医学工程专业为打通“医、工”学科界限，按专业教学目标设计教学模块，主要包括基础课程模块和专业课程模块。在专业课程模块的实验教学中，根据专业分流方向开办多学科综合实验组，通过与企业用人单位联合培养的方式，建立专业与职业之间的纽带；鼓励学生自主探索，或参与教师的科研课题，将教学实践与科研联系到一起，以培养学生多学科的理论、知识和方法。例如，天津医科大学的生物医学工程专业有四个分流方向，每个专业方向都设置了相应的课程模块，分为必修课程和选修课程。要求每位学生至少选择两个完整的专业方向课程模块进行学习，模块中的必修课程学分要修满，选修课程支持跨模块选择。实践教学则采用“集中专业实践训练”，涵盖了各专业方向课程模块中的实验教学内容，包括电子技术课程设计、微机组成技术、计算机程序等综合实验，以及生物医学工程专业实践的综合训练。重在开展以培养操作能力与创新能力为中心的医、工学科交叉实践训练，注重提升学生的专业实践能力和创新思维。

另一方面是联合校企协同育人，强化应用能力。据调查，多数独立设置的医学院校都有邀请或联合企业参与专业人才培养，例如，南方医科大学、南京医科大学、重庆医科大学、山东第一医科大学、温州医科大学等高校的生物医学工程专业，积极开展产学合作协同育人项目建设，以行业、企业和技术发展的最新需求推动专业的人才培养改革。包括将生物医学工程专业纳入学校卓越人才教育培养体系，重点培养工程应用型、实践型卓越人才。通过“3+1”“2+2”“2+1+1”等人才培养方案，共建实验室、共建教材、共同参与产品研发，优化教学内容，实现“高校与企业”“教师与工程师”“专业理论与行业实践”“实习与就业”的多方紧密结合。例如，南方医科大学曾邀请企业参与该校生物医学工程专业卓越人才培养全过程，目标是建设国家级生物医学工程特色专业。重庆医科大学生物医学工程专业在满足学生基础培养目标的情况下，整合课程，减少在学校上课的时间，通过修改教学计划，延长实习时间至 1 年半，并利用暑期积极组织学生参与学院科研项目、承接国际会议等，帮助学生将专业理论与科研能力、行业实践有效结合起来。南京医科大学的医疗教学资源丰富，建有“南京医科大学—东南大学医工交叉创新研究院”和“江苏省转化医学研究院”，与华为技术有限公司、迈瑞公司、神州数码医疗科技有限公司、方正集团和联想集团等大型企业开展了校企合作，为培养“医工结合”人才提供了良好的实践场所。学校新成立的生物医学工程与信息学院，开展面向临床的基础研究与技术开发，推进校企联合技术攻关与成果转化，并积极利用寒暑假时间组织专业学生到附属医院和相关企业开展社会实践或实习。

（2）培养过程注重学科间的交叉与整合

经过近 50 年的发展，我国独立设置医学院校生物医学工程专业的人才培养模式已比较成熟，各校在专业课程设置和教学改革方面也积累了较多经验，值得新兴学科交叉专业借鉴思考。

1）通专结合的课程体系设置

大多数医学院理工类本科专业的课程体系设置，借鉴了欧美发达国家高校通识课程与跨学科课程教育，即重视学生综合能力的培养，希望通过医、理、工学科知识的交叉、渗透与结合，培养学生广博的基础知识，提高学生自主学习能力、多学科综合应用与创新能力，为学生朝更高、更专的方向发展奠定坚实、厚重的专业基础。因此，这些高校主要遵循“宽口径”教学理念，即在生物医学工程、医学影像技术、生物信息工程、物联网工程等学科相近或交叉的理工类专业，采用统一的通识课程和部分专业基础课程，供低年级阶段的专业学生学习。例如，几乎所有本科专业都开设了思想政治和人文素质课程；大部分理工类本科专业开设了高等数学、电子学、模拟电子技术、数字电子技术、信号与系统、C 语言程序设计等专业基础课程。而面向高年级学生的专业课程，也呈现了相近专业的聚类性。例如，同时拥有生物医学工程、医学影像技术专业、医学检验技术专业的医学院校，其工学本科专业基本上都开设了医学影像原理、医学图像处理、医学检验仪器等课程。而同时开设生物医学工程、物联网工程专业的医学院校，专业课程多数都包含了程序设计、医用传感器、嵌入式综合设计等专业课程。这种“拓宽通识教育，以某一学科专业知识为核心，相关知识为辅助”的课程设置，在较大程度上为专业建设和教学实施带来了便利。有部分独立设置医学院甚至在办学条件没有明显提升、师资增速缓慢的情况下，短期内开办多个理工类本科专业，并开展“医工结合”人才培养。

2）学科交叉的课程整合与教学方法

专业课程教学是医学院校实施“医工结合”人才培养的重要环节，在我国大多数开设生物医学工程本科专业的医学院中，课程整合、学科交叉、教学方法创新是其重要途径。

首先，开设一定数量的“医工结合”整合课程。据调研，多数医学院校生物医学工程本科专业的专业课程具有学科交叉性质，涵盖至少两个不同学科。有的医科大学根据生物医学工程学科的不同研究方向设置课程组或课程模块；有的根据该专业硕士、博士研究生的培养方向设置相关前行课程；也有参考教学团队的科学研究方向来设置课程。例如，天津医科大学生物医学工程专业的课程体系由多个课程组构成，包括物理医学课程组、医学仪器课程组、生物信息学课程组、神经工程与康复工程课程组等。每个课程组至少由两个学科交叉而成。因此，该专业的课程也突出体现了学科间的交叉与整合，开设了包括生物医学电子学、神经工程基础、生物医学信号处理、生物信息学、生物材料基础、分子生物计算等学科整合课程以及相关设计实验课程。温州医科大学生物医学工程专业采用模块化教学，涵盖了临床工程模块、影像设备与技术模块和医学物理学模块，每个模块都有针对性地面向相应行业培养不同侧重的“医工结合”应用型人才。

其次，围绕“医工结合”的培养目标，完善课程教学资源，发挥核心课程的作用。经调研发现，在设有生物医学工程学科硕士、博士学位授权点的医学院校，该专业一般是省级或国家级一流学科建设点。专业团队围绕“医、理、工”等学科领域进行专业布点，开展教学资源建设、校本教材建设、学科交叉课程教学改革试点等工作，旨在加强生物医学工程学科内外的交叉融合，提高学生的素质并构建跨学科知识体系。

再次，立足专业特色，依托教改项目，运用现代教育技术。大多数开设生物医学工程专业的医学院校，其教学团队都不同程度地开展了教学改革研究。例如，通过申报校、厅、省级教学改革或教育规划课题项目，依托立项课题，开展专业教育教学研究，旨在完善和优化专业课程体系、加强教学方法和教学手段的改革研究，从而凝练特色和实现创新。经文献统计，医学院校依托生物医学工程、医学影像技术等传统理工类专业开展教学改革研究的主题较为多样。在专业办学历史较久的医科大学，生物医学工程专业教育教学改革的研究主题侧重于交叉学科和特色专业研究，以及研究生教育培养、人才培养满意度调研、专业评估与评价体系研究。在专业办学时间较短的医学院校，其教学改革研究的主题侧重于专业定位、培养目标、培养模式构建、教学方法创新、课程体系建设或具体某一课程的教学改革、评价研究。

据调研了解，少数独立设置的医科大学在教学手段和方法的创新方面积累了丰富经验。例如，山东第一医科大学引入虚拟仿真技术，通过自主研发设计了生物医学工程、医学影像技术等专业的虚拟仿真教学平台，在校内即可实现从概念到产品的完整设计，有效创新了教学方法。而大部分独立设置医学院校则通过“学习通”“雨课堂”等信息化平台，拓展教学手段，与学生互动讨论，激发学生学习兴趣，培养学生自主学习能力。

3）职业导向的校企合作与联合培养

多数高等医学院校通过建立校企合作、校医合作的途径，开展生物医学工程本科专业人才的培养，并形成了三种主要合作模式。

其一是校内“理论学习”与企业“顶岗实训”相结合的培养模式。即企业、行业与医学院校联合培养学生，当学生完成在校期间的部分理论、实践课程学习后，进入协议企业或培养单位继续完成其他课程的学习、实训、轮岗和顶岗实习，如采用“2+2”“3+1”“2+1+1”等校内、校外联合培养学制，有效地搭建了专业理论与职业应用之间的桥梁，使学生实践能力培养更具职业性、应用性和针对性。这种形式在产业链条较为完整、医药行业及相关生产企业较发达地区的医学院校较为多见。例如，南方医科大学、天津医科大学、温州医科大学，这些高校所在地位于粤港澳大湾区、京津冀地区和长江三角洲地区，城市经济、科技发达，具有交叉学科产业背景的科技企业众多，学校医学综合实力强、办学条件和师资力量雄厚。在外部环境适合、内部条件具备的前提下，开展“医、理、工”交叉学科人才培养有广阔前景。

其二是用人单位参与“医工结合”课程与实践的培养模式。即企业参与制定专业人才培养方案、设置课程、设计实验实训环节的教学内容，学校将企业先进生产技术融入实践教学，突出产教融合、学研结合，帮助学生构建交叉学科知识理论体系，提高实践能力的同时完成职业技能训练。该形式多见于内陆城市的独立设置医学院校，这些地方医学院校有更名大学的中长期发展目标，但学校的综合实力排名不前，省内外的影响力有限。同时受城市经济、地域特点的影响，所在地的高新科技企业不多，高端技术人才少且不易留住，当地的科研机构、产业发展、企业规模和实力也无法为校外独立培养“医工结合”人才提供理想的场地和师资。而这些合作单位又急需高校输送人才到企业，以促进其发展。因此，共同打造医学与工学交叉的课程体系、专业教材、短期观摩、实训等形式能有效实现合作目标。

其三是企业、行业助力打造“双师型”教师队伍的联合培养模式。即学校联合用人单位、校企合作机构开展“医工结合”双师型教师队伍的培养。多数独立设置医学院校在开办“医工交叉”本科专业之初，从医院和合作企业聘请实践经验丰富的工程师担任兼职教师，以加强产业应用型、实践创新型专职或兼职师资队伍的建设；有部分医学院校与企业建立了双向培养教师队伍的机制：一方面是企业的应用型工程师、技术员到高校进行职业技能培训、项目实践、带教比赛等活动；或以合作导师的身份联合培养学生，有的兼职教师还承担了部分对实践操作要求较高的专业课程教学、实训和指导学生毕业。

（3）培养评价以专业评估、学科评估为主要途径

经梳理各地高校招生计划，截至 2020 年 12 月，我国招收生物医学工程本科生的高校共有 125 所。其中，综合类院校 33 所、理工类院校 41 所、医药类院校 44 所，其他院校 7 所。这 44 所医药类院校中，有 25 所公办医科大学和 14 所公办医学院。一流学科建设高校有 3 所，分别为天津医科大学、上海中医药大学、广州中医药大学[90]。拥有生物医学工程一级学科博士学位授予权的医学院校有 6 所，分别为天津医科大学、首都医科大学、南方医科大学、重庆医科大学、哈尔滨医科大学、温州医科大学。目前，我国医学院校生物医学工程专业培养评价主要有专业综合评估和学科评估两种途径。

1）专业综合评估

专业评估是我国“高等学校本科教学质量与教学改革工程”中的一项重要内容。20 世纪 90 年代以来，我国高等教育领域专业评估研究的力度逐渐加大，专业评估体系、评估标准体系的建设不断规范，评估相关的运行机制不断完善和成熟。以外部评估为例，既有教育部评估，也有来自第三方的评估认证。2011 年 10 月，教育部高等教育司下发《教育部关于普通高等学校本科教学评估工作的意见》，明确了本科教学评估的意义、目的、评估内容、基本形式和组织管理，为构建本科教学评估制度体系和普通高等学校本科教学的评估工作指明了方向。包括建设全国高校本科教学基本状态数据库，对高校教学质量进行常态监测；开展“以人才培养目标为核心，围绕教学条件、教学过程和教学效果”的自我评估和学科评估、专业认证等内容[91]。2012 年 3 月 16 日，教育部下发的《关于全面提高高等教育质量的若干意见》提出了 30 项意见，涵盖“巩固本科教学基础地位、完善人才培养质量标准体系、创新人才培养模式、健全教育质量评估制度”等与本科专业人才培养相关的具体内容[92]。

在教育部文件精神的指导下，我国各省、自治区也建立了本省的“普通高校本科专业综合评价工作实施方案”，旨在通过开展专业综合评价，起到促进高校树立“以本科教学为最基础、最根本工作”目标的导向性作用。各省制定的普通高校本科专业综合评价通用指标体系的总体目标一致，具体指标和观测点略有差别，主要围绕“生源情况、培养模式、教学资源、教学质量保障、培养效果”等方面展开评价。一般来说，有三届以上毕业生的专业必须参评，但按规定已经申请停办（停招）的专业可不参与评估。

经调研发现，医学院校开办的工学本科专业并不多，生物医学工程专业是其中办学时间最长且持续时间最久的专业，很少出现中途停办或停招的情况。专业综合评估是此类传统“医工交叉”专业开展培养评价的主要方式。但在各省本科专业综合评估指标体系中，并未见针对交叉学科专业的评价指标，在“培养模式”的培养评价环节亦未见体现“医工交叉”学科专业建设水平的衡量标准。

教育部在提高高等教育质量的若干意见中还指出，高校要积极推进工程、医学等领域与国际标准实质等效的专业认证。

2）学科评估

我国自 20 世纪 90 年代开始实行专业学位教育制度，形成了学士、硕士、博士三个层次并存的专业学位教育体系。2002 年 1 月，教育部和国务院学位委员会下发《关于加强和改进专业学位教育工作的若干意见》，文件指出，评估在专业学位教育中具有重要作用，要逐步建立和完善科学、合理的专业学位教育评估制度以保证专业学位教育质量、促进专业学位教育健康发展[93]。教育部和国务院学位委员会先后于 2014 年 2 月和 7 月下发《学位授权点合格评估办法》与《关于开展学位授权点合格评估工作的通知》文件，明确了学位授权点合格评估的办法，学位授予单位自我评估方向和教育行政部门随机抽评的要素。2020 年 11 月，国务院教育督导委员会办公室印发《全国专业学位水平评估实施方案》，指出高校要全面落实立德树人根本任务，把“立德树人成效”作为检验一切工作的根本标准。开展人才培养质量评价，以学生实践创新能力和职业胜任能力为核心，推动人才培养模式改革。并以人才培养质量为核心，围绕“教学质量”“学习质量”“职业发展质量”三个一级指标，从“教、学、做”三个层面进行评价[94]。

目前，我国具有生物医学工程一级学科博士或硕士学位授予权的医学院校，除了开展本科专业综合评价，亦参与学位评估。学科评估是由教育部学位与研究生教育发展中心按照国务院学位委员会和教育部颁布的《学位授予和人才培养学科目录（2011 年）》，对全国具有硕士、博士学位授予权的一级学科开展整体水平评估。

教育部第四轮学科评估采用“客观评价与主观评价相结合”的方式，主要从“师资队伍与资源”“人才培养质量”“科学研究水平”“社会服务贡献与学科声誉”等一级指标展开评估，并按理工、农学、医学、人文、管理等设置了不同的指标体系框架和权重，全面反映了学科建设和高端人才培养的内涵与特征。该评估指标体系从“培养过程质量”“在校生质量”“毕业生质量”三个维度评估高校的“人才培养质量”，体现了培养模式的重要环节。评估结果按“学科整体水平得分”的位次百分位“分档”呈现：将参评高校学科排名前 70%的分成 9 档：“A+”为前 2%，“A”为前 2%～5%（不含 2%，下同），“A−”为前 5%～10%，“B+”为前 10%～20%，“B”为前 20%～30%，“B−”为前 30%～40%，“C+”为前 40%～50%，“C”为前 50%～60%，“C−”为前 60%～70%。据 2017 年教育部学位与研究生教育发展中心发布的全国第四轮学科评估结果显示，在参评生物医学工程学科评估的 32 所博士学位授权和 38 所硕士学位授权高校中，评估结果“C”以上的医学院校有 5 所，分别为南方医科大学评估得分为“B”；首都医科大学、哈尔滨医科大学评估得分为“B−”；天津医科大学、温州医科大学评估结果为“C+”[95]。

综上所述，我国医学院校传统“医工交叉”工学专业的培养模式较为成熟，其培养理念和培养过程较好地体现了“医工结合”专业建设与人才培养目标。从教育内外部关系规律的角度来看，国家政策、城市发展、地域特点、产业结构、企业实力、办学条件、师资结构等教育外部和内部因素是影响人才培养方案、教学计划、课程设置和教学方法等培养过程环节的主要因素。评价标准、师资水平、教学资源、人才培养质量和学科建设情况是影响专业培养评估的重要因素。“生物医学工程”交叉学科和面向解决医疗行业应用问题的特点，需围绕行业需求，与行业用人单位共同制定认证标准，共同实施认证过程，甚至与相关国际评估标准接轨，这些都需要经过较长时间的建设与努力。

2. 新兴多学科交叉专业人才培养模式

作为独立设置医学院校开办的主流工科专业之一，物联网工程专业以其多学科知识交叉的专业背景和对建设智慧医院、发展智慧医疗的重要作用，可培养医疗行业应用急需人才，成为医学院校培养“医工结合”工学人才的重要专业。目前，国内学界对该专业的研究主要集中在新专业建设、课程设置、实验室建设、校企合作以及物联网技术在医疗行业的应用等方面。对于如何构建“医工结合”培养模式，不仅国外没有现成的规范，国内也缺乏成熟的经验。然而，智慧医疗是物联网应用的十大重要领域之一，培养面向医疗行业应用的物联网工程人才是我国新兴工学本科专业的重要尝试。其在医学类高校人才培养过程中呈现的问题，将反映专业在医工交叉探索阶段实施跨学科教育不可忽视的重要方面，对研究我国医学院校“医工结合”培养模式具有重要的价值。

为全面探索医学院校“医工结合”培养模式的构建途径，下面围绕“人才培养目标、培养过程、培养评价”对全国 5 所医学院校物联网工程专业的培养模式进行了调研。

据教育部《2012 年度普通学校本科专业备案和审批结果》，2013 年徐州医学院（现徐州医科大学）获批物联网工程本科专业，并于同年招生，这是我国最早开办物联网工程专业的医学院校。截至 2019 年 3 月，全国共有 5 所医学院校开设了物联网工程专业，包括赣南医学院、蚌埠医学院、徐州医科大学、遵义医科大学和湖北中医药大学。从办学的地域分布来看，东部和西部地区各 1 所，中部地区 3 所。专业开办时间主要集中在 2013～2016 年。上述高校将以 A 校、B 校、C 校、D 校、E 校命名。通过对该专业培养目标、课程体系建设、管理与评估制度等方面的资料梳理、分析比较、数理统计和现象研究，发现医学院校物联网工程专业培养模式有以下特点。

（1）培养目标定位不清

人才培养目标决定了培养何种专业人才，是高等教育专业建设的起点。明确的培养目标有助于促进专业的良性发展和人才培养的顺利实施。经调研发现，我国医学院校物联网工程专业在创办之初，人才培养目标和专业定位不够清晰。

1）人才培养目标对比

物联网工程专业属于计算机学科大类，《高等学校计算机科学与技术专业发展战略研究报告暨专业规范（试行）》提出了以“培养规格分类”为核心思想的专业发展建议，鼓励各学校根据社会需求和自身实际情况，为学生提供不同人才类型的教学计划和培养方案[96]。为此，制定物联网工程专业人才培养方案和教学计划时需综合三方面因素：一是物联网工程本科专业的培养要求；二是学校的人才培养目标定位；三是专业相关产业和行业的应用特点。通过对 5 所医学院校物联网工程专业的调研，梳理了各校该专业的人才培养目标，如表 3.2 所示。

表 3.2　5 所医学院校物联网工程专业的培养目标

校名	院系	物联网工程专业本科人才培养目标	备注
A 校	医学信息工程学院	培养具有良好的道德与修养，遵守法律法规，掌握计算机科学与技术、电子科学技术、信息与通信技术、医学的基础理论知识；具备从事医学与物联网工程技术相结合的实践与创新能力，在团队中有效发挥作用，综合素质良好，能通过继续教育或其他终身学习途径拓展自己的能力，了解和紧跟物联网专业发展，能够从事智慧医疗以及物联网其他领域的系统开发与应用的工程应用型人才	2016 年开始招生
B 校	公共基础学院	面向医疗行业，着重培养具有医学背景的高级复合型物联网工程技术人才。德、智、体等方面全面发展，具有良好的科学素养，掌握数学和其他相关自然科学基础知识，以及与物联网相关的计算机、通信和传感监测等基本理论、基本知识、基本技能和基本方法，具有较强的专业能力和良好的外语运用能力，能胜任物联网相关技术的研发及物联网应用系统规划、分析、设计、开发、部署、运行维护等工作的高级工程技术人才	2016 年开始招生
C 校	医学信息学院	面向国家战略性新兴物联网产业，立足于医疗卫生领域，在宽口径专业基础教学的基础上，注重培养学生医疗信息采集技术、数据通信技术、传感技术、网络技术、RFID 技术、嵌入式系统技术的理论知识和实践技能，着重培养具有医学背景的物联网系统设计、应用、研究和开发的高级工程技术人才	2013 年首次招生，自 2018 年纳入计算机大类招生
D 校	医学信息工程学院	培养适应我国物联网工程事业发展需要，德智体美全面发展，具有良好职业道德和开拓创新精神，人文素质高，实践能力强，具有终身学习和自主学习能力，具有较高科学素养和奉献精神，具有正确职业价值观和团队合作精神，具有扎实的计算机、电子、通信和传感监测等基本理论、专业知识及基本技能，能在医疗卫生等企业、事业、科研院所等单位从事物联网系统分析、设计、开发、集成以及运行维护的高素质工程技术人才	2015 年开始招生，2019 年专业停招
E 校	信息工程学院	培养具有良好的科学素养、人文素质和创新精神，掌握物联网相关的计算机、传感、通信及生物医学等基础知识、基本理论、技术和方法，具有较强的专业能力和良好的外语运用能力，能胜任医疗物联网相关技术的研发及物联网应用系统规划、分析、设计、开发、部署、运行维护等工作的应用型人才	2016 年开始招生

表 3.2 反映出了医学院校物联网工程专业培养目标的一些共性：一是人才培养往往面向医疗行业应用，以解决医学领域、医疗服务行业存在的实际问题为导向，重在培养物联网技术应用型、复合型人才。二是培养目标体现了与行业应用的紧密联系。多数医学院校的物联网工程专业旨在培养具备医学背景，能够处理医疗卫生行业实际问题的物联网专业人才，其职业目标偏向于医疗卫生领域的医用物联网方向。三是培养目标突出多学科知识交叉和应用能力的培养，学科体系涵盖计算机科学、通信网络、电子技术、医学等领域，突出工学与基础医学、临床医学、生物医学的交叉应用。四是注重数学、计算机网络、感知技术等专业核心知识在相关行业的应用和实践技能的培养，对物联网应用与开发能力有较高要求。

但上述高校物联网工程专业的人才培养类型不尽相同：A 校是培养工程应用型人才；B 校是培养高级工程技术人才；C 校是培养复合型技术人才（大类招生前）和高级工程技术人才（大类招生后）；D 校是培养高素质工程技术人才；E 校是培养应用型人

才。通过进一步分析可以发现，A 校、C 校、E 校的专业培养目标设置清晰，定位明确。既体现了专业的学科特点，又突出了职业目标，面向医疗卫生行业应用的导向性较强。其中，A 校、E 校的培养目标突出培养学生开发与应用能力，旨在培养应用型人才；E 校生物医学学科的师资较强，培养目标明确了对生物医学学科知识的学习要求。C 校与其他 4 校不同，是实施大类招生的医学院校，除了强调培养工程技术型人才，还突出培养学生的专业研究能力。在通识教育方面，A 校、C 校未明确体现通识教育的相关要求；B 校、D 校、E 校都有明确的通识教育目标，提出学生要全面发展，具有良好的人文素质、创新精神、科学素养。

在专业能力培养方面，B 校和 D 校的要求较为全面，包括具备宽广的专业知识，较强的专业能力、外语能力、实践动手能力等。“大而全”的培养要求是否不利于明确专业方向，有待进一步探讨。

2）学校与专业培养目标对比

办学定位决定了学校教学工作和人才培养的总体设计与实施方案。各本科专业的人才培养目标是本科专业办学的指南针，而人才培养方案则是组织教学活动的基本依据。从全局来看，专业与学校人才培养目标的匹配程度将直接影响专业人才培养质量以及实现学校总目标的成效。调研显示，大部分医学院校物联网工程专业的培养目标与学校本科人才培养目标存在较大差别，如表 3.3 所示。

表 3.3　5 所医学院校人才培养目标与专业培养目标对比

校名	学校人才培养目标	物联网工程专业培养目标
A 校	“十三五”期间学校人才培养总目标：培养适应经济社会发展需求，特别是医药卫生事业发展需要的应用型专门人才	工程应用型人才
B 校	培养道德品质良好，人文情怀丰富，基础厚、口径宽、专业精、技术强，具有较强的社会责任感、创新精神和实践能力的医学人才（2016～2018 年人才培养总目标）。 培养具有良好思想道德素质、扎实的理论功底、较强的动手能力和创新精神，且有一定发展后劲的应用型人才（2018～2019 年人才培养总目标）	高级工程技术人才
C 校	“十三五”期间学校人才培养总目标：培养适应国家及区域医药卫生事业发展和经济建设需要的具有职业素质、实践能力、国际视野和创新精神的高素质专门人才和高水平创新人才	复合型技术人才
D 校	“十三五”期间学校人才培养总目标：培养“重人文、厚基础、强实践、高素质”，具有自主学习能力、创新思维和社会责任感的应用型人才	高素质工程技术人才
E 校	“十三五”期间学校人才培养总目标：培养高水平中医临床医师、培养具有预防保健与社区、农村服务能力的实用型中医类别全科医生。积极培养从事健康服务业的专门人才	应用型人才

表 3.3 显示，大多数开设了物联网工程专业的医学院校存在专业培养目标与学校人才培养目标不一致的情况。上述高校中，两者匹配程度较高的仅 A 校一所。通过进一步观察、分析，发现以下现象。

首先，部分学校和专业存在对人才培养类型界定不清、人才培养目标表述欠准确的现象。《国家教育事业发展第十二个五年规划》指出“地方高等学校以培养应用型、技能型人才为主。”上述医学院校皆为地方本科院校，在定位“培养何种类型人才”之前首先要明确这类人才的内涵。教育部对应用型人才的定义是“能将专业知识和技能应用于所从事的专业社会实践的一种专门的人才类型，是熟练掌握社会生产或社会活动一线的基础知识和基本技能，主要从事一线生产的技术或专业人才，其具体内涵是随着高等教育历史的发展而不断发展的，应用型人才与研究型人才概念相对。”我国有学者对应用型人才进行划分，分为工程型人才、技术型和技能型人才。而复合型人才不同于单一人才类型，兼具不同种类人才的优势。复合型人才的培养是学科、专业、技术、技能与文化复合的结果。纵观上述 5 所医学院校，存在部分学校对人才培养目标表述不够精准的现象，如创新人才、专门人才、医学人才等表述。也有部分医学院校物联网工程专业的人才培养目标存在界定不清的现象，如复合型技术人才、高素质工程技术人才、高级工程技术人才等。

其次，个别学校存在办学定位和培养目标稳定性不高的现象。学校人才培养目标定位属于办学定位的范畴，办学定位应该清晰准确，并且相对固定，其时间跨度往往以一个五年规划为标志。上述医学院校中，有个别学校的人才培养目标不明确，有的学校在某个阶段甚至出现培养目标一年一换的现象。学校的办学定位不明晰、稳态性不高，间接导致了专业人才培养目标与其不匹配，这样并不利于专业的发展和长远规划。

最后，多数专业学生不了解本专业的培养目标。为进一步掌握医学院校物联网工程专业学生对专业定位和培养目标的了解程度，2018～2019 年，作者对医学院校物联网工程专业在读二年级、三年级的部分学生进行了问卷和访谈，对“报考医学院校物联网工程专业的原因、物联网工程专业是做什么的、本校物联网工程专业的人才培养目标、本专业学生的就业去向”四个方向进行调研。结果显示：在“是何原因报考医学院校物联网工程专业？”这个问题上，有 51%～82%的受访学生表示该专业并非第一志愿，服从专业调剂。有 18%～40%受访学生表示自己了解过物联网工程专业，对该专业感兴趣。其中，学生第一志愿报考物联网工程专业的平均占比 18.6%，该专业第一志愿率随办学时间递增的医学院校有 2 所。上述情况在专业办学初期较为多见，随着专业办学时间增长，专业呈扩招态势的医学院校物联网工程专业第一志愿率有所提高。

对于“物联网工程专业是做什么的？”问题，有 62%的学生给予了明确答复，其中专业三年级学生占比 85%。有 24%的学生回答不明确，有的认为该专业和软件工程、网络工程专业差不多，这部分学生主要集中在专业学习的第一、二年级，比例约占 97%。还有 14%的学生表示不清楚，因为没有认真思考过这个问题。对于“所在学校物联网工程专业的人才培养目标是什么？”的问题，有 73%的学生表示不太清楚，对培养目标没有概念；有 15%的学生表示在报考志愿时，在招生宣传手册上见过，但具体培养目标是什么已经不记得了；只有 10%的学生能说出本专业的培养目标。大多数同学在入学前，甚至在专业学习过程中对医学院校物联网工程专业的人才培养目标缺乏清晰的认识。

对于“本专业学生的就业去向”这个问题，有 14%的学生表示不太清楚；有 60%的学生准备报考研究生，在计划考研的学生中，想通过考研更换专业方向的占 35%左右；

30%的学生表示本科毕业后参加工作，计划从事物联网工程、计算机网络、程序设计或前端开发方向的工作；仅有16%的学生表示毕业后会考虑去医院信息部门工作。调研结果显示，2018～2019年期间，多数独立设置医学院校物联网工程专业的学生对专业人才培养目标不太了解。从毕业去向、考研方向及意愿可以看出，被调研的大多数同学对该专业的认同感不强。

3）专业人才培养规模对比

经调研，5所医学院校物联网工程专业每年的招生规模主要集中在40～60人，多数为一个教学班的规模，有个别医学院校呈扩招趋势，各校招生规模差异较大。上述医学院校物联网工程专业开办至今的招生规模如表3.4所示。

表3.4　医学院校物联网工程专业招生规模

校名	各年度招生计划/人									
	2013年	2014年	2015年	2016年	2017年	2018年	2019年	2020年	2021年	2022年
A校				40 首招	40	50	150	150	100	200
B校				60 首招	60	60	60	60	60	60
C校	50 首招	40	40	40	40	80 大类 招生	108 大类 招生	专业方 向停招		
D校			30 首招	40	45	32	专业 停招			
E校				40 首招	60	55	55	60	60	55

数据来源：上述5所医学院校招生官网，2022年5月。

经过调研了解，C校和D校分别于2013年和2015年开办物联网工程专业，并于2016年和2018年更名为医科大学。截至2022年，没有缩减物联网工程专业招生规模的医学院校仅剩A校和B校两所独立设置的医学院，这两所高校分别于2020年和2019年向教育部正式提出更名为医科大学的申请。

从部分医学院校物联网工程专业的设立及停招时间来看，可以观察到一个趋势：许多医学院在申请更名为大学的前三至四年内开设了该专业，而在更名完成后，该专业的招生模式有所调整，部分高校选择停止招生，或将其并入相关学科的大类招生体系中。从高等教育利益相关者的角度来看，办学单位在“学院更名大学”过程中，往往会调整学科布局，例如新增学科方向、增加专业数量或扩大招生规模，以满足高校发展的核心需求。这些举措符合高校主要利益相关方的期待。与此同时，新设专业的存续时间较短，或在更名完成后招生规模有所缩减，这一现象也可以从这一视角加以理解：当高校实现更名目标后，利益相关者的优先级可能发生变化，进而影响专业发展的决策方向。

物联网工程专业涉及学科门类众多、实验教学成本高，对教师学科背景、实践能力、行业应用和跨学科综合能力要求较高，加上跨学科师资引进困难、本校师资培养时间漫长，短期内难以见到培养成效等现实问题的影响，如果专业自身无法实现新的发展与突破，面临停招也将成为难以避免的结果。

（2）培养过程注重课程体系建设与教学方法创新

课程体系建设与专业课程教学是构建人才培养模式的重要环节，也是培养目标与培养过程的重要体现。多数本科专业的课程设置涵盖了学科知识体系、课程模块和核心课程等方面内容。

1）医学院校物联网工程专业的课程体系

根据物联网技术的特点，物联网工程专业教学指导委员会将该专业的知识体系划分为专业基础知识、专业核心知识和领域应用知识三大类，要求各校物联网工程专业的知识体系须主要围绕这三大类进行搭建，并划分相应的课程模块。

调研显示，5 所医学院校物联网工程专业的课程模块类别不一。例如，A 校将课程分为通识教育课程、专业基础教育课程、专业教育课程、实践教育课程和素质拓展课程等五类；B 校将课程分为人文社科课程、自然科学课程、专业基础课程、专业课程和专业技能模块；C 校将课程分为七类，分别为思想道德修养课程、自然科学课程、人文社会课程、学科基础课程、“医工结合”课程物联网工程专业课程和创新创业课程；D 校将课程分为思想文化课、身心素质课、自然科学课、专业基础课和专业课模块；E 校将课程分为公共基础课、专业基础课、专业课等必修课以及医药类、人文与艺术类、社会科学类、自然科学类、管理科学类及信息科学类课程等选修课模块。由于 5 所医学院的课程模块划分不一，具体课程的归类也各不相同，故不进行课程类别的横向比较。

从课程模块设置和课程名称可以发现，5 所医学院校的通识教育基本上都涵盖了人文与社会科学、自然科学、外语、体育等知识内容。在综合教育知识内容方面，都开设了思想品德教育、身心素质课程和部分选修课。在专业教育方面，大多数的医学院校只开设了专业基础、专业核心知识、专业实践训练的课程，个别学校设置了医学与工学交叉的课程模块，但体现专业应用领域的实践类课程依然不足。这对搭建“医工结合”物联网工程专业的知识体系而言，还有所欠缺。

专业核心课程是呈现专业发展方向和人才培养特点的关键，一般由理论教学与实践教学两部分构成。经梳理发现，5 所医学院物联网工程专业的专业主干课程存在较大差异，如表 3.5 所示。

同类院校、同等层次、同样专业的核心课程有较大差别，或缘于以下因素。

其一，专业的培养目标决定了专业的课程设置。例如，物联网工程专业的“应用型”人才培养侧重于让学生熟悉各种物联网软件和硬件系统的性能，掌握物联网系统建设的核心技术，具备管理和维护复杂物联网系统运行的能力。因此，该专业的教学计划和核心课程应涵盖物联网系统的软、硬件相关知识，并突出物联网核心技术和系统设计的专业课程。5 所医学院校的物联网工程专业，无论是应用型还是工程技术型，都属于应用型人才大类。其核心课程均开设了体现物联网核心技术和系统设计的课程，如无线传感器网络、射频技术与无线通信、嵌入式系统与设计等课程。

表 3.5 5 所医学院校物联网工程专业的主干课程

<table>
<tr><th colspan="2">校名</th><th>专业主干学科</th><th>专业主干课程</th></tr>
<tr><td colspan="2">A 校</td><td>计算机科学与技术、信息与通信工程、电子科学与技术、基础与临床医学</td><td>计算机网络、C 语言程序设计、电路分析基础、算法与数据结构、JAVA、数据库原理、操作系统、物联网工程导论、物联网安全与组网技术、软件工程与医疗软件设计、医疗大数据、医用传感器、无线传感器网络、射频技术与无线通信、嵌入式系统与设计、医学管理与信息系统、系统生物学、临床医学概论</td></tr>
<tr><td colspan="2">B 校</td><td>计算机科学与技术、通信工程、电子科学与技术、基础医学</td><td>高等数学、离散数学、计算机组成原理、程序设计、数据结构、操作系统原理、计算机网络、电路与电子技术基础、数字电路、数据库系统、传感器与检测技术、RFID 原理及应用、无线传感器网络、嵌入式系统原理与应用、物联网通信技术、物联网控制技术、物联网设计与实践、基础医学概论</td></tr>
<tr><td rowspan="2">C 校</td><td>大类招生前</td><td>基础与临床医学、信息科学与技术、控制理论与工程、计算机科学与技术</td><td>C 语言程序设计、数据库原理、数据结构、操作系统原理、嵌入式系统、医用传感器原理、无线网络技术、通信原理、数字信号处理、网络路由与交换技术、网络协议分析、无线射频识别技术、医院信息系统分析与设计、物联网系统设计、基础医学和临床医学理论和实践</td></tr>
<tr><td>大类招生后</td><td>信息科学与技术、智能科学与技术、电子科学与技术、计算机科学与技术、通信工程</td><td>物联网系统课程设计、网络路由与交换技术、嵌入式系统、单片机原理与技术、高级语言程序设计、计算机组成原理、数据库原理、数据结构、操作系统、信号与系统、医用传感器原理、软件工程、无线网络技术、网络协议分析、无线射频识别技术、医院信息系统分析与设计</td></tr>
<tr><td>D 校</td><td colspan="2">计算机科学、电子信息科学</td><td>单片机原理及嵌入式系统、传感器与检测技术、RFID 原理及应用、物联网系统集成应用、系统分析与设计、通信原理</td></tr>
<tr><td>E 校</td><td colspan="2">信息与通信工程、电子科学技术、计算机科学与技术</td><td>高等数学、线性代数、复变函数与积分变换、人体解剖学、生理学、物联网导论、C 语言程序设计基础、模拟电子与电路设计、数字电路、数据结构、计算机组成原理、计算机网络、操作系统、数据库原理及应用、面向对象程序设计、传感器原理、无线传感器网络、单片机原理及应用、嵌入式软件开发技术、自动识别技术、物联网工程规划与设计、汇编与接口技术、数字医学图像、医院信息系统</td></tr>
</table>

其二，在专业核心课程的学科分布上，5 所医学院校的工科类课程占比最高，范围为 70%～85%；其次是医学类课程，均占核心课程的 20%。有三所开设物联网工程本科专业的医学院校将医学学科纳入专业的主干学科，其专业核心课程包含了部分基础医学与临床医学课程。其中，C 校的专业核心课程在大类招生后有所调整，但整体方向无显著差别。

其三，各校的学科优势以及人才培养目标的行业应用特点，决定了该校物联网工程专业的“医工结合”课程建设。例如，A 校的优势学科是医学和计算机科学，其物联网工程专业跨学科课程侧重体现了“计算机科学与应用”与“临床医学”学科的结合。信息与通信工程、电子科学技术是 B 校、C 校和 E 校的优势学科，其物联网工程专业的跨学科课程也以通信类、电子类的课程为主，突出物联网在这些学科的交叉。

调查结果表明，5 所医学院校物联网工程专业开设的主干课程参照了高等学校计算机科学与技术专业的核心知识体系与课程设置，在该专业毕业生应具备的基本专业知识要求方面存在共性，即以物联网工程导论、传感器原理、无线传感网、射频技术、物联网通信、数据处理与决策等课程为主干课程。然而，在培养应用型、复合型、技术型人才方面，许多医学院校该专业的核心课程未能有效体现培养相关类型人才的课程特征。

对于培养应用型人才的物联网工程专业而言，在设置专业主干课程时，除了要围绕人才培养目标、结合学科优势和行业特点，更有必要考虑产业和行业的发展需要。这些结合并非对割裂个体的简单拼接，而需要进行有效的融合。目前，5 所医学院校仅有个别学校的物联网工程专业做了一些尝试。

2）医学院校物联网工程专业的课程教学

课程教学是专业人才培养的重点，课堂是开展教育和实现人才培养目标的基本单位。经调研发现，医学院校物联网工程专业课程教学的侧重点随办学时间的推移发生了改变。

2018 年，教育部在原有“卓越工程师教育培养计划”的基础上，推出了 2.0 版本，积极开展新工科研究与项目实践，推动新工科建设，探索新时代工程教育培养范式。2016～2018 年正值上述医学院校物联网工程专业创办之初，普遍缺乏办学经验，主要参考培养物联网工程师的通用标准来开展专业教育。

“卓越工程师教育培养计划”有关工程本科人才培养的通用标准涵盖了专业基本理论知识、解决工程实际问题能力、创新意识、产品开发能力、学习能力、组织管理与协调沟通能力等多个方面。因此，物联网工程专业的理论教学主要围绕专业相关的学科基础知识展开，实践能力的培养则重点聚焦在工程实践与设计能力、工程创新能力、解决工程实际问题能力等方面。医学院校物联网工程专业在开办之初，大多参照工程本科人才通用标准，以培养卓越工程师为目标进行课程讲授。课堂教学主要实行“以学科知识为教学内容中心”和“以教师为课堂中心”的知识传递式教学模式。然而，这种单向传递为主的教学模式容易流于表面。虽然学生通过课程学习可以记住知识点，但当遇到具体行业问题时，却不知如何应用已学知识。

现阶段，医学院校物联网工程专业以探索跨学科教育方法为主。随着专业建设的发展，医学院校物联网工程专业越来越重视医学与工学交叉的跨学科教育与教学改革。多数医学院校物联网工程专业在办学之初，由于受各种主客观条件限制，只能以传统的理论教学和专业基础课实验为主。这种专业理论与行业实践相脱离的课程教学，难以有效地与医学应用相结合，无法培养出满足医疗行业需求的物联网工程人才，达不到“医工结合”人才培养的目标。

随着办学时间的推移、物联网工程专业办学条件的改善与专业建设经验的积累，有部分医学院物联网工程专业对人才培养过程中的教学方法进行了调研访谈与改革创新。据调研显示，A 校、B 校、C 校的物联网工程专业经过三年左右的办学积累后，对课程教学进行了探索改革，主要围绕培养学生专业理论与实践相结合的工程应用能力，突出与人才培养目标相匹配的理论教学、实践教学建设、方法和手段方面的改革创新，重点突出专业教学与医疗领域应用相结合等方面进行创新。在跨学科师资条件不足的情况下，这些学校还对现有专业教师进行了跨学科思维及创新能力的培养。

经调研了解，多数医学院校物联网工程专业办学单位意识到“医工结合”教学是一个多层面的系统工程，涉及理论教学、实践教学的教学方法创新。在课程教学内容的“医工结合”创新方面，A 校的物联网工程专业于 2018 年展开了基于物联网工程专业的、多学科交叉知识重构研究，先后重构专业课程体系、开设面向医疗行业应用的物联网工程专业课程、建设多学科交叉课程资源；调研所在单位附属医院的医疗工作流程，并将行业应用流程引入教学设计中；将师生科研项目与实践教学相结合，依托具体的行业应用项目来培养学生的专业实践能力。

由于物联网工程专业课程数量多、总课时有限，办学单位不得不压缩部分课程的学时数，这往往导致教师无法全面覆盖和深入解析授课知识。针对这种情况，B 校的物联网工程专业在保证基本学科知识体系相对完整的前提下，对部分理论内容进行了删减，保留了与物联网技术应用关系密切的知识模块，并开展了医学应用的创新。同时，该校物联网工程专业的实践教学体系包括入门性实验、基础层的综合性实验、拓展层的设计性实验和提高层的创新性实验。每层实验都由“引导预习、基础实训、核心操作、行业应用”等模块组成，并设有自测环节，有利于培养学生理论与实践综合应用的能力。

C 校的物联网工程专业自 2018 年起采用计算机专业大类招生，成为专业分流的一种方向。大类专业的师资主要来自信息工程、电子科学与技术、物联网工程和计算机科学等专业方向，且研究方向多与医学、生物学交叉。因此，专业的课程设置以“医学及医疗设备基础类课程”为背景，以“计算机科学与技术类课程”为核心，充分体现“厚基础、宽口径”，注重学科基础知识学习。在专业大类下，大数据、物联网工程和智能医疗工程等分流方向主要根据学生的不同特点和兴趣进行培养。学生在专业分流前已充分了解不同专业方向的课程特点，专业分流有一定自主性。

在“医工结合”教学方法的创新方面，被调研的医学院校采取了多种措施来拓展专业人才培养途径和改良专业实践教学。例如，C 校医学信息学院结合网络技术、虚拟技术和多媒体技术，自主研发了医学物联网虚拟仿真实验平台。该平台能实现对硬件的高仿真虚拟，构建医学应用场景，满足跨学科专业课对物联网实验的层次化、真实性、复杂性和设计性要求，为学生提供优质的医用物联网工程项目实验环境。由于该平台基于网络，可以不受时空限制随时进行实验。B 校和 C 校的物联网工程专业教研室组织专业课教师探索实验教学体系的创新途径，通过引入“微教学”和“微课堂”等教学理念，充分利用网络便利，开展实时学习、开放研讨和互动交流，实施虚实结合的物联网工程医学仿真应用一体化教学，有效培养学生的创新思维和实践操作能力，开辟了“医工结合”实践教学的新路径。

经过多年的创新实践，A 校、B 校和 C 校的物联网工程专业学生从专业办学第 3 年开始，陆续取得了一些成绩，包括在国家级、省级的创新创业实训、互联网+大赛、蓝桥杯大赛和物联网实训赛中获奖，获批省级本科生创新项目，申请并授权了多项实用新型专利和软件著作权。这些人才培养成果进一步证明了，基于“行业项目”小组实验、解决行业真实问题的引导性理论教学、模拟医疗行业真实情境的应用性实践教学，以及跨学科科研创新平台，是培养学生“医工结合”应用能力和创新思维的重要途径。这也对任课教师的交叉学科知识积累和跨学科教学与科研整合能力提出了更高要求。

（3）评价体系以校内自评为主

作为面向国家战略性新兴产业的本科专业，开展物联网工程专业的工程教育认证，有利于借鉴国内外高校的先进办学理念，实现拔尖创新人才培养模式和专业建设与国际工程专业认证标准的接轨。

据教育部历年公布的新增本科专业数据，2014～2016 年是我国物联网工程专业发展的高峰期，全国大多数高校的物联网工程专业在此期间开始招生。因此，虽然该专业在我国已有十年历史，但实际情况是很多高校近五年才迎来该专业的首届毕业生。

我国医学院校开办物联网工程专业的时间相对较短，主要集中在 2013～2016 年。从专业办学的持续时间来看，有不少医学院只招收了四届物联网工程专业学生，刚有一届毕业生便停止招生，并未参与专业评估。尽管医学院开办工学专业或停止招生的原因各异，但对于多数从事专业教学的一线教师而言，投入的精力和情感并未减少。目前有 2 所医学院校的物联网工程专业办学单位开展了评价研究与实践。一是 B 校建立了物联网工程专业的教学质量监控评价体系；二是 A 校开展了针对医学院校物联网工程专业的诊断性自评研究。

1）建立专业教学质量监控评价体系

B 校公共基础学院基于项目管理理论，对该院开办的物联网工程专业的教育质量监控问题开展研究。通过搭建该专业的工程教育质量保障管理规范和 PDCA（plan-do-check-act）教育质量监控模型，并按学年实施物联网工程专业的 PDCA 教育质量监控，来实现对专业教育质量的监控与评价目标。

一是形成了专业质量保障管理机制。B 校建立了物联网工程专业教学质量保障管理规范，涵盖“人才培养、师资队伍、教学条件、质量保障”四大方面和 25 个具体项目。其中，人才培养基本要求包括业务、思想政治与德育、医学特色等方面的人才培养方案，以及校外专家参与的第三方评价机制；师资队伍质量监控包含专业负责人考评、教学质量提升与青年教师培养制度、教师的师德师风、教学能力、工程实践能力等测评机制；教学条件监控包含教学硬件设施、校内实验室及资源建设、校外实习基地、实习指导教师队伍等方面；在质量保障体系监控方面，则体现了课程体系设置、教学过程评价、校内外教学质量评价与反馈机制，以及毕业生跟踪反馈机制等方面。

在整个质量管理项目中，体现医学院校工学与医学学科交叉专业特征的指标有以下四点：①在人才培养基本要求方面，有结合医学院校背景，形成具有医药背景特色的人才培养方案的评估项目；②在师资队伍质量监控方面，对教师实践教学的评价，除了教学督导组专家和学生评价，还有从医疗行业专家的角度评价实践教学内容是否科学合理、教学效果有无体现理论教学与实践教学相结合等方面的评价；③在教学条件监控方面，包括是否具备稳定的校外医药企业、医院实习基地监控的相关指标；④在质量保障体系监控方面，包含了校外医院或企业专家参与的教学环节教学质量定期评价机制。

二是建立了专业教育质量监控保障机构。B 校公共基础学院为保障物联网工程专业教育质量监控的顺利实施，建立了以院系领导为决策支持，教学、科研指导与学生管理小组为监督，教学管理与学生管理等教辅人员为保障的教育质量监控人员组织机构。通过对物联网工程专业学生的专业知识教育、科研能力培养与校园生活管理等方面进行垂直监督、评估与激励，实现对该专业日常教学、科学研究、参赛竞赛、创新创业等各项人才培养活动的保障。

三是实施了PDCA教育质量监控体系。PDCA循环管理理论是质量管理的基本方法，包括制定、执行、检查和处理四个阶段，被广泛用于持续性的质量改进过程中。据调研，B校物联网工程专业采用了PDCA教育质量监控体系，即按照每学年划分为前、中、后三个时间段，贯穿计划、实施、检查、处理四个环节。首先，在每学期的前两周，按专业教学计划和课程设置制定质量监控任务，通过目标分解和细化来明确专业培养目标要求，该阶段称为前馈控制。其次，在具体教学周实施多形式的课堂教学质量监控，包括校、院督导听课、教研室内部的随堂听课、学生课堂评价等课堂教育质量评价过程管理，以及邀请医疗卫生行业、相关企事业单位开展实践教学评价。同时，建立实践教学评价反馈制度，及时反馈教育质量问题，该阶段称为同期控制。再次，该校每学期末的前一个月为教育质量检查月，即对该学期教学项目的完成情况进行检查，对于质量问题形成书面意见，反馈给任课教师、教学单位和教学管理单位进行整改及说明。最后留有两周时间作为处理阶段，对教育质量管理结果进行整理、讨论和备案，作为下一期教育质量监控的参考依据。

2）校内诊断性自评

为推动专业的建设发展，A校物联网工程专业负责人于2018年开展了省级教育规划重点课题研究，题为“工程类本科战略性新兴专业诊断性自评研究——以医学院校物联网工程专业为例”。该课题的研究对象是医学院校物联网工程本科专业。研究的目标是通过校内诊断性自评，进一步明确专业现状，围绕专业人才培养目标的需求，改进不足、创造条件，推动专业有效建设。通过自评反馈不断完善与验证评价，将专业人才培养成效前置、培养方案风险前置，旨在发现问题，凝练“医工结合”专业特色。主要包括以下三方面内容。

其一，是关于专业诊断性自评指标的参考来源。专业评价指标是专业建设水平和建设成果的体现。为了建立一个相对科学合理的物联网工程专业诊断性自评体系，课题组借鉴了《普通高等学校本科教学工作审核评估工作指南》、2018版中国工程教育认证CEEAA通用标准、美国工程专业认证ABET一般专业认证标准、日本技术者教育认证JABEE工程专业共通认证标准，以及一些省级普通高校本科专业的综合评价指标体系，从微观层面开展医学院校物联网工程专业校内诊断性自评的核心要素研究。

通过梳理中、美、日三国工程教育认证指标，获取该专业的校内诊断性自评指标重点，如表3.6所示。

表3.6　专业诊断性自评参考指标来源之一

认证标准	主要评价指标
中国CEEAA通用标准（2018版）	学生、培养目标、毕业要求、持续改进、课程体系、师资队伍、支撑条件
美国工程专业认证ABET一般标准	学生、专业教育目标、学生学习效果、持续改进、课程、师资、设施、组织支持
日本JABEE工程专业共通认证标准	教学目标的设定与公布、教学手段（课程设置、教学实施、教育组织、入学招生及转学的方法、教育环境与学生支援）、教学目标的达成、教学改善机制（教学检查、持续改进）

经对比三个国家的工程专业认证标准，可以发现，无论是我国的工程教育认证、美国的 ABET 认证，还是日本的 JABEE 工程专业共通认证，它们在认证标准上都具备以下共同特点：①工程教育（专业）认证为所有工程专业设定了统一的要求，体现了专业标准的普适性。②工程教育（专业）认证突出了高等教育服务经济与社会发展的目标，认证指标体现了行业、企业、用人单位、学生家长和社会的需求，并与其接轨。在“专业的目标制定、专业师资、教学实施条件”等方面，强调与行业结合，包括跨学科双师型教师和与行业应用相关的教学设施。③认证指标针对学生能力培养的评价方面，不仅更强调学生应用能力的培养，还将学生的学习成果纳入课程学习评价指标。④认证指标的补充标准对与实践教学相关的实验室条件、实践基地建设、课程实施、见习实习考核和毕业设计等方面设置了具体条件，解决了工程专业实践教学环节存在建设周期长、过程难以监控等问题。⑤认证指标体系是较为完善的评价系统，涵盖了专业教学目标、课程实施、学生学习成效、教学改善机制等方面，反映了专业建设、质量管理的闭环路径。所以，定期开展专业评价、认证有利于专业的自我完善与持续发展。

通过调研江苏省、江西省、湖北省、安徽省的普通高等学校本科专业综合评价体系的共性和不同之处，梳理了物联网工程专业校内诊断性自评指标体系的构建脉络。上述四省的本科专业综合评价指标要素如表 3.7 所示。

表 3.7 专业诊断性自评参考指标来源之二

本科专业评价体系	评价指标要素
江苏省普通高等学校本科专业综合评估指标	专业目标与要求、师资队伍、教学资源、培养过程、学生发展、质量保障、专业特色
安徽省普通本科专业综合评价指标	专业办学目标与建设规划、专业与课程建设、师资队伍、教学条件及实践教学环节、教学管理、教学成果、科研水平、教学质量、社会声誉、专业特色与优势
江西省普通高等学校本科专业综合评价指标	生源情况、培养模式、教学资源、本科教学工程与教学成果奖、教学质量保障、培养效果、专业特色
湖北省普通高等学校本科专业教学合格评估指标	建设规划与培养方案、专业基础条件、师资队伍、课程建设、实践教学、教学管理、人才培养质量

上述四省的高校本科专业综合评估指标都突出了对专业目标、培养方案、办学条件、教学质量保障、培养成效和专业特色的评估，也体现了各评估指标的观测重点。例如，江西省本科专业综合评价指标体现了对专业生源情况的评估；江苏省本科专业综合评价指标突出了专业持续改进的评估；湖北省和安徽省则有对专业规划以及相关机制建设等要素的评价。表 3.7 中，各省对本科专业的综合评估并未与工程教育互认接轨，评价指标尚未对标工程教育认证。为使专业综合评估更具针对性，安徽省、江西省制定了专业类综合评价体系，对计算机类专业评估指标的观测点强调了与工程认证的内容。

其二，是开展医学院校物联网工程专业诊断性自评体系的设计。A 校物联网工程专业基于国内外主流工程教育（专业）认证指标以及多省高校本科专业综合评价方案，制定了医学院校物联网工程专业校内诊断性自评方案。该评估方案围绕 4 个一级指标、13

个二级指标展开，如表 3.8 所示。该专业诊断性评价采用量化打分制，辅以各指标权重，通过对观测点的自评，得出专业的总体评价。

表 3.8　医学院校物联网工程专业诊断性自评指标

一级指标	权重	二级指标	权重	主要观测点
专业目标与要求	0.15	专业定位	0.2	专业办学定位，现阶段的目标定位、类型定位、层次定位、服务面向定位，与学校定位的契合度
		培养目标	0.3	专业培养目标、与国际互认的程度
		培养模式	0.3	培养方案、课程体系、课程要求、课程设置与培养目标的关联、行业见习要求、实习要求、毕业要求
		专业发展与特色	0.2	专业建设规划及与人才培养目标的契合度、人才培养模式改革与创新的具体措施、过程、成果、专业特色及其支撑
教学条件	0.25	专业师资情况	0.3	专业生师比、专业教师结构比例、专业教师学科背景符合度、本学科背景高级职称与博士学位教师比例、双师型教师比例、兼任教师比例
		师资教学、科研水平	0.3	专业教师教学研究课题立项、教学论文情况、教学成果获奖、专业教师科研课题立项、本学科研究论文、专著情况、科研成果获奖、成果转换
		实验、实践等教学条件	0.4	专业实验室规模、生均教学仪器数量、实践实训教学平台、专业科研平台、校内、外实习基地、支持人才交流学习的校内外教育资源
培养过程	0.4	专业建设	0.2	教学工程项目、专业建设规划及实施情况
		课程建设	0.3	教材建设、理论课程建设、实践课程建设、成果
		教学过程	0.3	教学方法创新、学科交叉创新、课程质量评价
		质量保障	0.2	师生课堂教学评价、学生课程学习满意度、课程考试通过率、优秀率、实训项目完成情况
培养效果	0.2	学生专业能力	0.5	毕业论文（设计）通过率、专业水平考试、本科生创新创业项目、学生科研立项、学科竞赛、论文发表、专利授权、其他综合素质考核
		毕业就业情况	0.3	毕业率、就业率、考研升学率、就业岗位与专业符合度
		培养质量	0.2	毕业生满意度、用人单位满意度、优秀校友情况、毕业生近三年待遇水平

其三，是设置诊断性自评体系的“医工结合”评价观测点。A 校物联网工程专业诊断性自评体系在每个一级指标中都有关于“医工结合”观测点的详细描述。

在“专业目标与要求”评估项目中，对“专业定位”和“培养目标”方面的衡量主要是考查：专业定位与人才培养目标是否体现“医工结合”，是否与用人单位的应用需求相结合，是否面向医疗行业应用的“医工结合”专业建设和人才培养规划。“培养模式”是“专业目标与要求”一级指标观测的重要方面，包括两个观测点：一是对专业“医工结合”培养模式的评价，主要考查该专业的“课程设置”是否既涵盖物联网工程专业的共性基础，又突出课程设置与医疗行业应用、医学学科之间的关系，“教学设计”是否融入医疗领域的应用需求和行业工作流程，以及“学习评价”是否明确将“解决医疗行业应用问题”作为学生课程学习、实训考核及毕业设计的要求。二是对实施“医工结合”培养模式的评价，主要考查培养方案中是否将“医工结合”思想贯穿到专业教学的各个环节，包括校内实训、行业见习、职业素质教育等方面，是否对授课教师有掌握行业应用能力的要求。对“专业发展与特色”的考查则关注在物联网工程专业的培养过程中是否形成“医工结合”的专业特色，是否突出医学院校物联网工程专业的领域、区域特色，以及专业的长远、可持续发展。

在“教学条件”评估项目中，对“专业师资”的评价重在考查本专业师资中具有医、工交叉学科背景教师的比例，以及具备行业工作经验“双师型”教师的比例。在“师资教学、科研水平”方面，考查专业教师申报医、工交叉研究课题的比例、相关立项课题的层次，以及是否将跨学科教育融入专业教学，科研实践是否体现医疗行业应用需求。“实验、实践等教学条件”主要观测三个方面：①专业教学环境与实验室建设情况，包括现有办学条件对实现人才培养目标的支撑力度，开展专业实验、行业实训所需设备的数量与质量、实验教师的数量、教师学科背景和能力程度是否与招生规模相匹配；上级中央财经项目、产教研融合项目、校内专业建设等拨款用于本专业跨学科发展的比例，支持师生“医工结合”跨学科项目或面向医疗行业需求的平台建设情况，现有或在建的实验室或平台项目是否与“医工结合”人才培养目标一致。②校内外实践、实习基地建设与校企合作情况，包括考查校企合作的方式、校外专业实践基地与医疗行业的相关性，相关合作是否突出医疗行业应用，并能充分利用学校现有学科优势。③保障措施。在校外实践基地的组织模式方面，主要涉及校企合作的方式，包括长期联合培养人才、订单式培养、师资交流、科研项目合作或短期培训、接收实习就业等形式，以及是否有保障校内外实践教学基地开展“医工结合”校企合作的体制机制。在技术合作层面，包括专业教师参与技术研发、课程共建、与行业联合培养人才、开展面向医疗服务行业、企业、社会服务的科研合作情况，以及在校学生参与企业项目情况等方面。

在“培养过程”评估项目中，对“专业建设”方面的考查包括专业建设规划中体现“医工结合”的程度，以及“医工结合”教学工程的建设和相关项目的立项情况。对“课程建设”和“教学过程”方面的考查包括医、工学科交叉教学资源的建设情况，特别是有关医疗健康物联网资源的建设情况。例如，“医工结合”课程建设是否有中期、长期的目标与规划，本专业面向医疗行业应用的医学教材比例和自编医工跨学科教材的比例。“教学过程”方面的考核要点为：课程教学过程中师生对医用物联网案例的挖掘和应用情况，相关课程案例源自真实医院场景或医疗行业应用的比例。教师在教学过程中是否注重“医工结合”教学方法的凝练，是否总结多学科交叉专业跨学科教学方法的创新成果。对“质量保障”方面的考核点包含两个方面：①有关物联网工程专业教学管理体系和机制的建设情况，包括基于工程教育认证、专业培养标准的课程教学质量标准、执行标准、教学评价和反馈调节控制。②开展专业的课程评价，包括学院、教师、学生三方的教学评价情况，是否形成院系共管、教学质量监督的闭环系统。观测“医工结合”教学任务在课程教学和实训项目中的比例，以及学生利用专业知识或技能解决医疗行业应用问题的比例及完成质量。是否有相关行业，如附属医院参与本专业教学管理或人才培养评价，以及对就业市场有关人才评价和专业建设建议的采纳情况。

在“培养效果”评估项目中，对“学生专业能力”的考查主要观测专业相关水平考试、本科生开展医工学科交叉相关创新创业项目、科研立项、学科竞赛、论文发表、专利授权等指标，特别是面向医疗行业应用研发的项目数量及完成情况，以及体现学生“医工结合”综合素质的情况。对“毕业就业情况”的评估则观察本专业学生的考研情况，包括升学专业与本科专业的学科关系，是否跨学科、有无选择医工交叉学科专业，毕业生就业去向及就业岗位与物联网工程专业和医疗行业的关联程度。

通过分析综合类大学和专业类大学跨学科人才培养和培养模式现状发现，我国专业类大学培养交叉人才与国内外一流高校在跨学科教育与人才培养方面有相似之处。例如，宽口径的专业设置、跨学科的课程体系、注重实践能力培养、依托校医、校企合作与科研平台建设，重在培养学生的实践能力与创新精神。国内外研究型大学跨学科教育研究的现状表明，跨学科教育是一种学习门槛较高的高等教育。学科交叉和跨学科教育对学习者的学科基础知识有较高的要求，其知识面越宽广、越扎实，对于将来在高层次教育和科研突破中的成就可能就越高。国外一流大学与医学相关的跨学科人才培养主要面向硕士、博士等高层次教育开放。国内基于医学专业的跨学科人才培养多见于医学院校的八年制本博连读医学专业。

受办学条件、交叉学科师资力量和教育教学资源等条件的影响，跨学科培养模式在不同高校发展的程度各不相同，其人才培养也呈现出不同的特点。我国综合类大学的学科门类多、优势学科多、交叉学科发展相对成熟，可以开展学科交叉研究与人才培养的方向和途径也更多，此类大学重在发展“学科交叉”科研协同和培养拔尖创新的高层次人才。而对于专业类大学而言，如医学院校受长期单一学科发展的限制，工学、理学往往只能与医学主流学科交叉结合。

近年来，我国医学院校开展“医工结合”人才培养得到了显著增长。培养“医工结合”本科人才的重要性，已从传统的“医工交叉”专业扩展到多学科交叉工学专业，并上升到高校战略发展的层面。独立设置医学院校的“医工结合”培养模式在不同学校和不同专业也呈现出不同发展阶段。其中，一流建设医科大学的传统“医工交叉”工学专业发展较好，经过数十年的成长，积累了丰富的人才培养经验，取得了良好的培养效果，并形成较成熟的人才培养模式。独立设置医学院校新办的多学科交叉工学专业目前还存在较多不足：办学单位对多学科交叉专业了解不充分，办学条件和跨学科师资及配套资源准备不足，缺乏相应的多学科交叉人才培养标准，导致专业人才培养与办学初衷、培养目标有较大差距。物联网工程、智能医学工程等新兴多学科交叉工科专业的“医工结合”人才培养与培养模式现处在探索阶段，还存在较多问题有待解决，尚未达到预期目标。

第 4 章 物联网工程专业跨学科培养存在的问题及影响因素——以培养“医工结合”人才为例

从教育学的视角来看，人才培养过程中出现与培养目标相悖的现象和问题，往往可以从教育内外部关系的规律，以及高等教育利益相关者的理论框架中找到解释。这些问题不仅反映了培养模式内部要素的协调性不足，还与外部环境的变化、各方利益的冲突有着密切联系。基于此，本章将以我国独立设置医学院校的“医工结合”培养模式为例，围绕培养模式的核心要素——培养目标、培养过程、培养评价，深入分析该模式在实施中面临的共性问题及其背后的影响因素，旨在为完善和优化这一模式提供理论依据和实践指导。

4.1 现有培养模式的共性问题

在当前高等教育快速发展的背景下，如何有效解决人才培养中的共性问题已成为一个重要课题，特别是在“医工结合”的多学科交叉领域。现有的培养模式面临诸多挑战，主要集中在培养目标、培养过程和课程设置等方面。这些问题不仅影响专业的定位和学生的实际能力，还直接关系到“医工结合”跨学科人才培养的质量，以及其适应社会需求的能力。

4.1.1 培养目标方面的问题

培养目标是人才培养的总纲领，决定了办学单位的专业定位、培养规格、课程设置、教育教学方法与实施途径，是决定人才培养的关键因素。培养目标是否准确、清晰，并体现人才培养的规格要求和质量标准，以及是否反映培养适应经济和社会发展需要的高素质人才，是衡量大学本科教育质量的关键所在[97]。调研发现，独立设置医学院校的生物医学工程专业与物联网工程专业的人才培养模式存在较大差异。传统“医工交叉”工学专业的培养目标较统一、定位清晰，而新兴多学科交叉工学专业的人才培养目标大多存在目标不明确、定位同质化、稳定性不高的问题。

1. 人才培养目标定位不清

“培养何种人才？什么样的培养目标才适切？社会对此类本科人才的需求规模有多大？”这些是关系到人才培养目标和规格的重要问题。调研发现，大多数医科大学的生物医学工程专业都有较清晰的培养目标。经过数十年的专业建设和人才培养，该专业在人才培养“专、通”并用、课程设置、实践平台建设、教学与教研方法创新、学科发展等方面已经逐渐形成各校特色。

办学时间较短的物联网工程专业则存在人才培养目标不明确、定位不准确、与学校总体目标不一致等问题。部分医学院校的培养目标设置过高或过低，与所在医学院校的实际情况不完全匹配，专业培养目标相对孤立，难以借助专业所在高校优势学科的支持。其中，较突出问题就是“缺乏精准的人才培养目标定位”。虽然 5 所医学院校物联网工程专业的培养目标都突出了“应用”导向，但“医工结合”培养目标只有框架，缺乏规格标准，以及契合该培养目标的配套措施和操作方案。

2. 培养目标“同质化”现象较突出

综合类大学的生物医学工程专业、物联网工程专业多为大类招生，人才培养理念往往是“宽口径、厚基础、强能力、重应用”。不少独立设置的医学院校物联网工程专业也将“宽口径、厚基础、重应用”作为专业人才培养方针，但综合类高校的人才培养理念并不完全适用于医学院校的办学条件和特点，“通用型”人才也无法较好满足“医工交叉”产业发展与医疗行业应用的需求。因此，不少医学院校的物联网工程专业在开办四届后就减少了招生规模，甚至停招或停办。这些共性问题在新兴多学科交叉工学专业的办学初期尤为明显。

4.1.2　培养过程方面的问题

相较于传统“医工交叉”工学专业，新兴多学科交叉专业在办学初期遇到的问题较多，人才培养过程困难重重。通过文献研究、调查研究与实践，发现人才培养过程是“医工结合”人才培养中出现矛盾和问题最多的环节。这些问题包括：涉及的学科门类多、开设的基础课程多、课时不够用；专业师资不足，具备医、工多学科背景的“双师型”教师奇缺，拼凑师资的情况普遍；实验设备与行业应用结合不密切，无法满足“医工结合”人才培养的需求等。

1. 课程体系设置问题

像生物医学工程这类传统的“医工交叉”专业，以解决医疗行业问题为主要目标，具有明显的医工学科交叉特点。其办学层次丰富，有较为完善和规范的跨学科课程体系，并能根据各校的实际情况和优势特长进行调整，已逐渐形成办学特色。此类专业在医学院校中发展稳定、前景良好，涉及跨学科课程体系重构的问题相对较少。相较之下，新办专业的跨学科课程建设则面临着显著挑战。

（1）新办专业的课程体系重构困难

根据培养目标设置专业课程体系是新专业建设的首要任务。以物联网工程专业为例，该专业在医学院校的办学时间较短，此类专业不仅需要适应快速发展的技术环境，还面临人才培养与实际行业需求之间的差距。而开展“医工结合”人才培养亦是对传统模式的创新尝试，旨在结合物联网技术与医疗健康领域，以应对现代医疗的复杂挑战。然而，由于缺乏成熟的课程框架和教学经验，物联网工程专业在课程体系的建设方面面临更大的困难。基于对我国医学院校物联网工程专业课程体系的分析，结合专业建设的切身体会，发现此类多学科交叉工学专业在构建符合“医工结合”人才培养需求的课程体系时，至少会遇到两个突出问题。

其一，面向医疗行业应用“医工结合”课程建设的经验空缺。医学院校开办物联网工程专业时，全国该专业的建设尚处于起步阶段。一方面，培养“面向医疗行业、医学领域应用”物联网工程专业人才的必修知识体系尚无标准框架，相关课程设计与实践教学还处在探索阶段。在专业办学之初，物联网工程专业“医工结合”课程体系建设的研究几乎空白，教材市场上也暂未发现契合“医工结合”人才培养目标的现成教材。而跨学科的课程内容设计需要融合多个学科的知识，包括计算机科学、数据分析以及医疗器械工程等，这对教学资源的整合和教师的专业能力提出了更高的要求。另一方面，新兴专业在行业认可度、就业市场需求及人才培养标准等方面缺乏明确性，这进一步增加了课程体系重构的难度。如何在有限的教学单元开展既能体现医疗行业应用又能满足物联网工程专业标准的教学活动，是医学院校物联网工程专业“医工结合”人才培养亟待解决的重要问题。

其二，综合类、理工类大学物联网工程本科专业的课程设置并不适用于医学院校。物联网工程专业属于交叉学科，涉及计算机科学、软件工程、电子工程等学科。5 所医学院校物联网工程专业的课程设置有共同之处，多数涵盖了通信原理、信号与系统、无线传感器网络、射频技术与无线通信、传感器原理、单片机原理及接口技术、嵌入式操作系统与通信软件、嵌入式系统综合设计、电路分析基础、模拟电子技术、数字电路与逻辑设计、数字电子技术、计算机网络、计算机组成原理、微机原理、数据库原理、算法与数据结构、C 语言程序设计、JAVA、操作系统、物联网工程导论、物联网安全与组网技术、智能终端与物联网应用等主干课程。有的高校还开设了多门临床医学、生物学的专业课程。相较于传统工学专业，物联网工程专业开设课程所涉及的学科门类更广。

受访师生反映，在日常课程教学和专业建设过程中，有限的授课学时与课程内容多、覆盖面广之间的矛盾突出。该矛盾不仅体现为专业基础课程多、课时不足，不得不压缩跨学科课程的教学时间，还反映在增加医学课程之后的教学内容更为繁细，出现医疗行业应用与工程流程难以适配等情况。课程数量多、总课时量大，教学任务重、学习压力大成为众多医学院校物联网工程专业师生的共同体会。即便有的医学院校在设计物联网工程专业的课程教学体系时已经对部分共性课程进行了精简，但由于该专业完整的知识体系庞大，后期专业课教学又需要基于前期的专业基础课知识展开。大量的学科知识授课内容和“医工结合”跨学科教学创新要求，使教师和学生的任务非常繁重。基础课程教学的占比过多，使与医疗行业应用相结合的特色课程和相关实践内容很难加入进来。这不利于开展“医工结合”课程体系重构，也不利于培养“医工结合”的物联网工程人才。

(2)“宽口径”培养的课程设置问题

不少高校的工学本科专业采用“宽口径”人才培养模式，主要通过通识课程和专业基础课程来实施。不少独立设置的医学院校的工学专业将全校通选课作为通识课程，没有根据专业培养目标开设辅助专业课学习的通识课程。医学院校的公共通识类课程和跨学科课程普遍比综合类大学开设的少，被调研的几所医学院校亦是如此。一方面是由于医学院校专业课程多，学分多、跨度久；另一方面是专业类高校承担通识课程教学的师资比例低，往往以满足国家要求开设的课程为标准。在这种大环境下，即使医学院校的非医学专业有改革通识课程的需求，但受限于学校的客观因素难以落实。

在专业基础课的课程设置方面，传统“医工交叉”工学专业和新兴多学科交叉工学专业都开设了大量专业基础课程和部分跨学科课程，但两者效果相差较大。医科大学工学专业的宽口径培养往往基于专业基础课，其跨学科课程多为结合专业基础知识和学科主攻方向的模块化课程组，各课程间的耦合程度较高。而独立设置的医学院工学专业的宽口径培养经常表现为，不同工学本科专业的专业基础课和专业课重叠程度较高。所开设的跨学科课程相对简单，多为涉及两个学科知识的课程，课程间的耦合程度较低。传统“医工交叉”工学专业的跨学科课程与医学的关联紧密，是工学与医学的交叉融合。新兴多学科交叉工学专业开设的跨学科课程相对较少，多为工学学科内部的二级学科交叉，与医学关联较少。在此背景下，部分独立设置的医学院校在课程设置上的挑战愈发明显。

部分独立设置的医学院校在办学条件没有明显提升、师资增速缓慢的情况下，同一时间段开办了多个理工类专业，并采用了“宽口径”的课程设置，虽然在一定程度上为新专业的教学开展带来了便利，但也带来了一些问题：其一，在保持主要学科知识框架不变的前提下，增减某一突出特征的专业课程，就可能成为一个新工学专业的教学计划或培养方案。在这种情况下，容易出现“何种专业课程开设时间久、哪位教师更有经验，或者什么课程可以顺利开展教学，该课程就会成为课程设置标配”的现象。这样一来，生物医学工程专业开设的某课程，医学影像技术专业、物联网工程专业也会开设，甚至智能医学工程专业也会参照开设。其二，在宽口径培养理念的引导下，工学专业开设的课程中有很多是重复的。这样，教学资源可以供多个专业交叉使用，教师也可以选择不同专业一起合班教学。这种做法在一定范围内极大地减轻了师资引进困难和人才培养任务繁重的压力。但从专业技术更迭和促进学科发展的视角来看，有的课程内容可能不再契合专业培养目标要求，有些实践技术有新的替代方案，就应该及时调整，并勇于迎接新的课程教学挑战。

从“高等教育利益相关者理论”的角度来分析，在师资力量和教学硬件条件不足的情况下，这样的课程设置与教学计划安排对高校而言，更有利于统筹教学资源、节约办学成本。但这并不利于教师自身业务水平的提高，也不利于人才培养。专业基础课采用合班教学，教师的教学工作量增加了，对课堂教学管理的难度也提高了，教学方法得不到有效创新，尤其是一些“医工结合”的跨学科专业课程适合小班教学，相应的教学设计和教学方法也是按照小班教学来备课的。在这种情况下，调整或延续之前的课堂教学设计，都会使教学效果大打折扣，直接影响广大学生。从长远来看，这也不利于专业的健康发展。

2. 培养过程的跨学科教学问题

经过调研发现，生物医学工程专业和物联网工程专业作为“十三五”期间医学院校培养“医工结合”人才的两个主要工学专业，在培养过程中呈现的跨学科教学问题是不同的。生物医学工程专业因自身具备与医学结合的学科背景，其课程设置、教学活动、行业实习和毕业考核大多围绕如何解决医学行业应用问题展开。因此，该专业的课程理论知识与技术方法带有鲜明的医学应用特点，课程教学突出服务医疗行业应用的培养目标。此外，该专业的办学时间长，除了在知识构架上有典型的与医学交叉的学科特点，在行业及产业的对接方面，生物医学工程亦是开展医疗器械研发的重要理论和技术支撑。该专业在“医工结合”人才培养方面具有天然的学科优势和理论基础。物联网工程专业虽然不是典型的“医工交叉”专业，但其技术优势和跨学科特征也有利于培养面向医疗行业应用的专业人才。然而，传统的教学方式已无法满足物联网工程专业培养“医工结合”人才的需求。调研显示，医学院校物联网工程专业的“医工结合”教学问题是师生们反映最多的，各校在该专业教学过程中都遇到了不少问题。

（1）“医工结合”课程教学方面

课程教学是实现“医工结合”培养模式的重要环节，合理使用教学方法将决定课程教学的成效。教学方法的合理性和科学性不仅取决于课程教学内容的选择、教学进度、教学设计等课程组织，还受专业办学经验、教师教学水平、课程学习目标以及学生认知水平的影响。课程组织是为实现课程目标，在教育价值观的指导下将所选出的各种课程要素妥善组织为课程结构，使各种课程要素在动态运行的课程结构系统中产生合力，以有效实现课程目标的过程。

受益于良好的办学基础，生物医学工程专业在课程内容的选择与教学设计、实践实训方面，能够较好地使用医学领域先进的医疗实例，充分展示本专业学科的新技术、新材料、新设备在医疗应用中的优势，引导学生探索行业前沿知识和发展趋势。在部分医科大学，如首都医科大学、南方医科大学、重庆医科大学、山东第一医科大学，从事医工跨学科教学研究的教师还编写了符合本校生物医学工程学科研究发展方向的综合实训教材，提供大量兼具应用性和操作性的综合实训案例，方便学生参照学习和实践。这种突出操作性和应用性的实践教学创新，为培养“医工结合”学科人才奠定了基础。

然而，与生物医学工程专业相比，物联网工程专业在实践教学方面则面临更多挑战。开设物联网工程专业的医学院校非常重视学生实践能力的培养，但由于专业办学时间短，实验室和相关教学平台建设还不完善，十分缺乏兼具医学和工学学科知识的应用型教师，课程体系涉及学科数量繁多，设置庞大且课程间的耦合程度低，新专业和新课程缺乏教学经验等诸多原因，导致教师的精力用于完成常规教学任务都比较勉强，难有动力和时间探索教学方法创新。

在这种背景下，物联网工程专业的“医工结合”课程呈现出更为普遍的教学问题。被调研的 5 所医学院校中，C 校开办该专业的时间最长，从 2013～2019 年，持续了 6 年。该校物联网工程专业是计算机科学与技术大类招生的一个专业方向，其人才培养体现了以计算机科学与技术学科为主的宽口径教学。在“医工结合”的课程教学环节，主要通过情景模拟和项目实践来解决医疗行业的物联网技术应用问题。虽然 A 校和 B 校都对物联网工程专业的培养方案和课程教学内容进行了调整，但与医学相结合的跨学科教学设计是一个较为复杂的过程，涉及多学科的协调应用，需要不断积累和完善。在这个过程中，将面临许多困境以及各种矛盾、妥协或冲突。

（2）“医工结合”的实践能力培养方面

从对医学院校现有工学专业“医工结合”培养模式的分析发现，无论是生物医学工程这样的传统“医工交叉”工学专业，还是物联网工程专业这种多学科交叉工学专业，都非常重视培养学生的实践能力和应用水平。在实践教学创新方面，通过加强校内外实践教学平台与资源建设，将学科理论与技术应用相结合，以提高学生的专业实践能力，培养学生解决医疗行业问题的“医工结合”思维与应用能力。为了更好地落实“医工结合”的培养目标，医学院校在校内外实践能力的培养上进行了多方面的探索。

校内主要依托校级、市级、省级的实验教学平台或科研中心，围绕培养“医工结合”应用型人才，搭建适合工学专业学生开展项目实践、科研训练和创新创业的综合学习平台。多数开设传统“医工交叉”工学专业的医科大学建立了支持专业学科基础实验、专业实验和综合实验的实践实训平台，有的学校还建立了课外实践与创新基地，尤其是生物医学工程专业在打造专业特色和精品课程方面积累了较多经验。多数医学院校的生物医学工程专业有标准化的课程教学、教学大纲、课件库、习题库、试题库、实验（训）指导等教学资源，部分医科大学的生物医学工程专业有建设省级、国家级精品课程和示范课程的成功经验。虽然部分拥有生物医学工程博士授予权的医学院校在教学资源和平台建设方面奠定了厚实的积累，但这些资源主要用于促进学科和专业的发展，未能充分发挥其在培养“医工结合”人才方面的辐射功能和带动作用。

虽然不少医学院校建有校外实践基地，但基于工学专业教育的跨学科基地较少。即便是校内的跨学科平台，也往往依附于医学优势学科，导致医学方向占比过高，工程方向的功能较少，使工学很难真正服务医学，“医工结合”的发展空间受限。这种情况在新办专业中较为突出。相较于生物医学工程专业，物联网工程专业在医学院校处于起步阶段，只有少数办学单位建立了较为系统的课程教学平台。教学资源库与课程教学网站多为通用性的常规教学材料，开展医工交叉教学资源建设的高校并不多。由于物联网工程专业多学科交叉的特殊性和与医学结合应用的复杂性，有的医学院校招收四届学生便停招，实践教学主要以验证性实验为主。有的医学院虽然已投入较多经费用于实践教学平台建设，但由于专业急速扩招，按原计划招生人数建设的实验室不能满足扩招后学生的需求，实践师资亦不配套。办学硬件、专业师资与招生人数的巨大差距，使教学设施与人员常年超负荷运转，开展“医工结合”教学创新的热情难以提升。作为一门行业应用性很强、对实践操作能力要求很高的专业，医学院校的物联网工程专业在实践教学方向还有较大的提升空间，这需要经过一定时间的办学积累和完善。若想有效实施“医工结合”跨学科实践能力培养，这个过渡时间则需要更久。

3.“医工结合”跨学科教育的师资问题

教学是人才培养的重要环节，教师则是决定因素。调研发现，不少“医工结合”人才培养过程中遇到的教学问题，是由于缺乏兼具工程实践经验和医学应用能力的工程专家型教师。因此，建立一支“医工结合”型的师资队伍，培养具备跨学科专业知识和创新思维、教学能力强、实践经验丰富的专业教师，是众多医学院校的共同目标。因此，不少医学院校的师资建设规划中都提及要加强“双师型”教师队伍建设，积极引进“跨学科”高层次人才，以促进医学与工学的交叉融合。此外，虽然“医工结合”型师资队伍的建设已成为许多医学院校的目标，但在实际实施过程中，仍然面临着师资背景和跨学科教学资源的短缺问题。

“医工结合”人才培养需要具备医学、工学和理学背景的专家和应用技术型教师。然而，即便是生物医学工程专业，拥有专门从事生物医学工程、医学交叉学科研究和跨学科教学团队的办学单位，也多为具备博士学位授予权的医科大学。大部分医学院在医工跨学科和应用型师资方面还存在较大不足。这个普遍问题在医学院校新兴多学科交叉工学专业中表现得更为突出。

从目前被调研的医学院校物联网工程专业的“医工结合”建设现状和人才培养实际来看，学校现有师资并不能满足专业的培养目标要求，缺少“跨学科型”和“双师型”师资是主要原因之一。“医工结合”型教师不同于传统意义上的教师，不仅需要广博的学科知识和通才的素质，还要能够利用不同学科的思维方式，较好地把握医学与工学之间的纵横联系，遇到医疗行业实际问题，可以触类旁通，获得直觉和灵感。与此同时，此类跨学科教师需要良好的成长环境与施展舞台，才能实现可持续发展。这不仅需要医学院校建设“医工结合”跨学科研发队伍，专攻“医工结合”领域的应用研发，为专业人才培养不断输出科研项目与研究案例；更需要高校培养能够承担跨学科教育教学的教师队伍，可以独立指导专业学生开展“医工结合”项目实践，并逐步形成以跨学科领军人才为核心、骨干人才为覆盖、专职导师为首选、兼职导师为补充的师资队伍。这些建设目标都是医学院校在短时间内较难实现的。

首先，由于我国交叉学科人才培养起步较晚，直接导致从事“医工结合”跨学科教育的人才数量稀缺。其次，独立设置医学院校的学科存在较大局限性。独立设置医学院校不具备综合类大学的办学优势，非医学专业教师的人才储备、引进力度以及配套设施建设相比综合类院校有较大差距。再次，工学专业人才，尤其是有跨学科思维和应用能力的工程专业人才很受欢迎，而有医工学科交叉研究背景的高层次人才更是就业市场的抢手对象，往往被科技公司、企业和研究院高薪聘请，愿意来医学院校从教的人员相对较少。对于内陆小城市的医学院，时常出现此类招聘岗位报名人数不足的现象，师资力量难以提升。

在跨学科师资不足的情况下，学校采取的补救措施主要通过“外引”和“内培”两种途径来解决。一方面，学校与合作企业联合培养人才，校外聘请有实践经验的技术人员担任兼职教师，承担部分专业课的实践工作；或是聘请校外专家为共同导师，与学校教师共同培养学生、指导学生毕业设计，旨在建设一支高水平、应用型的兼职教师队伍。另一方面，学校积极引进或培养高层次人才，做好医工学科交叉人才的储备工作。面向“医工结合”人才培养的专业需求，学校积极学习兄弟院校和国内外一流大学的先进经验，努力提升在岗教师的教学水平，推进以“跨学科知识应用能力提升”为目标的教学改革，并有计划地选送教师到企业、科研院所相应岗位工作，积累应用实践经验。但在实际实施过程中，无论是对教师进行“内培”还是对师资进行“外引”，都需要一定时间的积累和沉淀，短期内难以缓解师资短缺问题。

然而，尽管学校在师资培养方面采取了一系列措施，实际效果仍面临诸多挑战。这些挑战不仅涉及师资的数量和质量，还涉及如何在教学过程中有效整合医学与工程学的知识。随着医工结合的深入推进，专业课程和实践环节的设计也亟须优化，以适应行业的发展和技术的进步。

综上所述，“医工结合”人才培养过程中的问题在医学院校新兴多学科交叉专业中较为突出。具体问题包括：课程体系庞大、课程门数多、授课压力大；医学和工学知识孤立，无法有效实现“医工结合”；实验教学平台建设不完善，只能满足工程学科实践要求，无法体现医疗行业应用特色；实践基地建设单一，校医、校企合作流于形式，专业教学无法与行业实际问题有效结合；医工学科交叉的师资建设力度不够，既缺乏具备多学科交叉与科研创新能力的高层次领军人才，又缺少熟悉医疗行业需求、有较强实践能力的应用型人才。这些问题影响了“医工结合”人才的培养，导致课程教学难以创新，跨学科教育思想流于形式，无法达到培养合格“医工结合”人才的目标。

4.1.3　培养评价方面的问题

从我国医学院校工学专业的办学现状和人才培养来看，各个办学单位的理念和基础不一，专业发展的侧重点不同，办学基础和特点也各异，“医工结合”的办学成效亦受各种主客观因素的影响，很难用传统的评价指标进行评判。目前，我国教育主管部门对多学科交叉人才培养的衡量标准、评估体系和评价运行机制还在建设完善中，缺乏标准化的培养评价与监督机制。学界目前尚未见较为系统的有关“医工结合”人才培养评价标准的研究成果，这表明建立“医工结合”培养评价体系的困难程度。

1. 传统评价体系的局限性

目前，医学院校开展“医工结合”人才培养的本科专业多为工学专业。对于工学专业的评价，除了参照“普通高校本科专业综合评价”和“学位授权点合格评估”的评价标准，还可以进行工程教育认证。我国工程教育于2016年正式加入《华盛顿协议》，在工程教育认证的国际舞台上取得了重要的话语权。教育部下发的《关于全面提高高等教育质量的若干意见》中指出，要在工程、医学等领域积极推进与国际标准实质等效的专业认证。但调研显示，生物医学工程专业和假肢矫形工程专业并未加入国家工程认证专业队伍。而医学院校的物联网工程专业和医学智能工程专业因办学时间短，不满足参与专业认证的基本条件，专业评价体系建设也不完善。

而各省市出台的普通本科专业综合评价体系也是指导性的，鲜见有关多学科交叉和跨学科教育的评价项目，对有突出学科交叉特点的专业评价往往归入“专业特色”或“其他”一栏，并且权重占比不高。从培养模式的特征来看，“医工结合”是培养特色的体现，是该培养模式区别于其他模式的特殊属性。但是大多数省份的本科专业综合评价对“专业特色”的评价项目，只有评价指标的名称，缺乏具体的、针对“特色”的评价操作细则，也就较难准确衡量专业的建设成效。故此途径不太适合评价实施“医工结合”人才培养的专业。

2. 诊断性自评的可靠性与普适性问题

教育评价主要包含两个要素，即事实判断和价值判断。在评价体系尚不成熟的条件下，往往以“事实判断”为基础。即评价活动围绕被评对象展开评估，根据拟定的评价项目，充分收集和掌握评估对象的相关信息，再通过评价指标的衡量标准判断优劣，进而进行分析和决策。评价的研究范式一般是按照一定的标准或法则，用数值来描述事物的内部属性，再进行有效的事实判断，最后开展相关的价值判断和教育评价。

在教育评价的实践中，不同的专业背景和发展阶段可能会导致评价方法的差异。对于新设立的工学专业而言，如何有效利用已有的评价体系以适应自身特点至关重要。因此，虽然当前的评价模式主要依赖于事实判断，但也需要探索更为全面的评价方法，以适应新兴专业在教育目标和人才培养过程中的特殊需求。这种背景下，结合诊断性自评的策略尤为重要，它不仅可以为新办专业的建设提供有力支撑，还能引导专业在实际运作中更好地融入教育规律，提升人才培养质量。

目前，医学院校办学时间较短的工学专业评价主要采用“事实评价”。即在参加全省范围本科专业综合评价之前，先通过校内对专业进行诊断性自评来完成评价。诊断性自评对于新办专业而言，评估指标的诊断及导向作用有助于新办专业进一步明确专业定位和发展方向，使人才培养更加遵循教育规律。对照评价指标对专业的建设水平和人才培养成效进行全方位的梳理和分析“医工结合”培养过程的现状和问题，将有助于发现专业建设的短板。这将根据专业建设基础，挖掘自身特长，谋求战略调整，为专业找准特色发展方向奠定基础；还将对专业建设和专业评估起到双向促进和科学发展的作用。

然而，尽管诊断性自评在理论上具有明确的优势，其实际应用情况却存在不平衡现象。这种情况导致了一些新办工学专业在实施自评过程中可能面临评估指标不完善、方法不统一等问题。因此在所调研的医学院中，只有少数专业开展了校内诊断性自评研究。从培养模式的角度来看，培养模式本身是一个持续的、动态的教育教学运行过程，而诊断性自评则是一个阶段性的评价结果。因此，诊断性自评指标是否科学、合理，能否真实反映人才培养的成效，以及“医工结合”人才培养单位的专业建设水平，这些问题需要长时间的反馈来验证，验证的途径也需要进一步探讨。这也决定了诊断性自评体系的普适性不强。

3. 缺乏对新办专业的有效监督与评价

对于“医工结合”“医理结合”等新兴多学科交叉专业的人才培养，学界往往聚焦三个方面：一是对医、理、工学科交叉的科学研究；二是对上述多学科专业实施跨学科教育的研究；三是对此类专业人才培养的研究。但是，我国目前对多学科交叉专业办学的可行性，以及跨学科专业人才培养的成效性研究相对匮乏，相关专业人才培养缺乏适合可靠的参考标准。由于缺乏对新专业办学全过程的有效监督与评价，导致一些问题现象较为突出。

（1）高校开办专业的跟风性

据相关研究统计，我国重点院校多为综合类大学。建设成为综合类大学意味着高校将获得更多优质的建设资源、社会声望、人才吸引力和长远发展前景。要发展成为综合类大学，不仅要有丰富的学科门类、多样化的专业方向和培养层次，专业办学也要紧跟国家与社会的需求。例如，物联网工程专业在“十二五”期间被列为战略性新兴专业，全国 800 多所高校争相开办该专业。2018 年，教育部发布《高等学校引领人工智能创新行动计划》，高校纷纷开办人工智能专业。医疗健康产业是 21 世纪发展的风口，大学要实现快速发展离不开医学的参与。为了把握发展机遇，非医学学科尽量与“医”结合，“医工结合”“医理结合”“文理医交叉”“商医结合”随之而生。然而，高校是否完全具备此类专业的办学条件，可能仍需进一步探讨和分析。

在当前“多元化”“学科交叉”办学趋势的推动下，一些高校在申请新专业之前可能缺乏充分的调研、论证和可行性评估，导致部分新专业在开设后面临师资力量不足和办学条件相对滞后的挑战。部分高校希望通过增设新专业来提升学科布局的完整性和社会影响力，但在目标达成后，一些专业可能因发展规划调整而被撤销。这种情况不仅可能导致原有专业实验室和教学资源的低效利用，也可能造成教育资源的重复建设。此外，一些办学单位在新专业建设中侧重于短期目标，而投入相对有限，使得专业发展难以长期满足师生的实际需求。在此背景下，相较于普通新专业，跨学科新专业因涉及多学科融合，在实际建设过程中所面临的挑战和矛盾可能更加突出。

（2）专业课程设置的盲目性

多学科交叉专业的课程如何设置？哪些课程是核心课程？“缺乏办学经验，可以参考同类院校的做法。”但被参考的同类院校又是参考何处的呢？有相应的国际或国内标准吗？由于跨学科、多学科交叉专业通常是新兴专业，相应标准或在建设完善中，或在等待验证中，因此并不适合所有开办该新专业的学校的实际情况。此类多学科交叉专业办学可能会出现“千校千面”的另一种现象——“随意取舍”。例如，有的学科交叉专业涉及多个学科门类，专业基础课较多，办学成本也随之提高，应该如何取舍？有的新专业只保留能开的课程，缺少师资或实验设备的课程则暂时不开。长此以往，课程设置的随意性将逐渐偏离预期的人才培养目标。

（3）制定培养方案时依赖经验

中国大部分高校的人才培养方案主要由专业负责人制定。以物联网工程专业为例，作为战略性新兴产业本科专业，全国于 2011 年开始正式招生，目前已有 800 余所院校开设了该专业，包括综合类、理工类、医学类、艺术类和农林类院校。在物联网工程专业建设中，多学科交叉专业教学应该教授哪些内容？如何进行教学？尽管每所高校情况不同，但都有一个共同点，即专业人才培养方案多由专业负责人制定。这些专业的培养方案和教学计划最初是如何制定的？是经过认真论证和调研，还是源自通过认证的第三方机构？是参照现有专业标准，还是从网上搜索或参考同类院校的做法拼凑而成？这取决于专业负责人的责任感和担当精神，因此需要加强对专业负责人的培养与管理。然而，目前多数高校缺乏对新专业设置的有效监督和评价。

通过对物联网工程专业人才培养现状及其共性问题的分析，可以看出，医工结合背景下的物联网工程教育亟待调整和优化。培养目标与行业需求之间的脱节、课程设置的局限性、师资力量的不足和实践教学的缺乏，形成了当前教育体系的主要障碍。此外，培养评价机制的不完善使得学生的综合素质和实践能力无法得到有效评估，进而影响教育质量的提升。为此，各高校应积极探索新的培养模式，优化课程体系，加强与医疗行业的合作，同时建立科学合理的评价体系，以确保学生在专业知识和实践能力上的全面发展，从而更好地适应未来职业的挑战。

4.2 “医工结合”培养模式的影响因素

医工结合培养模式作为一种创新的教育形式，其成功与否取决于多个影响因素的相互作用。行业需求、技术进步与社会变革等因素共同塑造了培养目标，使其与现实需求更加紧密结合。同时，培养过程受到教育环境、课程设计、师资力量和实践机会等多方面因素的影响，这些因素直接决定了教学的质量和学生的学习体验。此外，培养评价环节同样重要，评估标准、评价方法和反馈机制等因素将影响学生的学习效果与能力提升。深入探讨这些影响因素，将有助于深入理解医工结合培养模式的现状及其未来发展方向，为教育改革和实践提供坚实的理论基础。

4.2.1 培养目标的影响因素分析

人才培养目标是制定人才培养模式的核心要素，直接影响人才培养的类型、标准、过程、质量和评价。培养目标对“医工结合”培养模式的构建产生重要影响，培养目标问题在“医工结合”人才培养的探索阶段显得尤为突出。从教育内外部关系理论分析，培养目标的制定受专业所处的政策环境、行业技术、学校办学条件等多方面因素的影响。

1. 人才培养目标的内部影响因素

从人才培养的供需关系来看，一方面，我国医疗卫生服务机构、企业、行业和社会对“医工结合”人才的需求量不断增加，相关政策扶持、技术支撑、产业对接和舆论导向等环境良好。另一方面，“医工结合”人才培养的数量、质量和层次与社会需求存在较大差距，而相关办学单位的办学条件和办学经验不足。“医工结合”人才的供需不平衡以及预期目标与实际操作之间的内外矛盾，容易导致“医工结合”培养模式的目标定位不准确。

影响“医工结合”人才培养目标的内部因素主要体现在专业人才培养目标与人才培养方案方面。办学单位的发展定位、专业所处的内外环境、资源现状，以及专业的学科特点和所属学科的发展，都将直接或间接地对“医工结合”人才培养目标的制定和实现产生影响。

（1）专业人才培养目标

专业人才培养目标是专业建设与发展的关键因素，它不仅决定了人才培养的过程，也直接影响人才的培养质量。人才培养目标是构建“医工结合”培养模式的重要基础，并受以下几个方面的影响。

1）办学定位

办学定位是“医工结合”人才培养路径的决定性因素，涵盖专业定位和学校战略发展规划。对于培养“医工结合”人才的专业而言，办学定位不仅要明确培养哪种“医工结合”人才，还要说明该专业培养的“医工结合”人才学科知识构成是以“医学”为主、“工学”为辅，还是以“工学”为主、“医学”为辅，或者是“医学、工学”各半。培养人才的层次是本科生还是研究生？人才培养的类型是研究型人才、应用型人才还是复合型人才？是专才、通才还是专通结合型人才？这些因素决定了“医工结合”人才培养的具体目标、主攻方向、实施过程和相关举措。合理的办学定位对于实现“医工结合”人才培养目标以及形成稳定的培养模式具有关键作用。学校总体的人才培养定位对全校所有专业的人才培养具有指导作用。如果培养“医工结合”人才的专业培养目标和办学定位与学校总体定位相符，将更有利于借助学校的优质资源和已有的优势学科，构建符合自身学科和专业特点的人才培养模式，并在长期的人才培养过程中形成办学特色。

2）专业的学科特色

专业的学科特色是实现“医工结合”人才培养目标的核心驱动因素。如果说人才培养目标是构建人才培养模式的核心要素，那么专业的学科背景和特点则对实现培养目标起关键作用。一般而言，各专业的人才培养目标是在综合考虑国家、社会发展情况、行业需求以及学校实际情况后制定的。但人才培养目标并非固定不变，除了要充分考虑学校定位和实际情况，还需重视专业自身的学科特点以及该学科的发展趋势。

通过对独立设置医学院校的工学本科专业调研发现，一些专业发展较为稳定，办学时间长，经过长期的发展已形成良性发展态势，甚至办出了专业特色；而一些新兴多学科交叉工学专业由于办学时间较短，师生在开展“医工结合”教学与实践活动时面临较多困难，学生对专业学习的信心不足。这与专业的办学条件不成熟、配套设施不完善、教师缺乏新专业教学经验等因素密切相关，也与该专业自身的学科特点以及专业所属学科的发展形势息息相关。例如，生物医学工程专业，其学科知识体系中涵盖了医学，课程设置中开设了不少医学相关课程，并且有较完善的跨学科课程培养目标和教学设计。尽管物联网工程专业的学科设置中不包括医学，但该专业的学科背景相对复杂。受到传统学科和专业划分标准的制约，各学科之间的相对“独立性”使得多学科知识的整合变得困难。此类专业若想进行“医工结合”人才培养，则需要根据行业应用需求，新增一些医学类和应用类课程，以更有效地解决医疗行业的应用问题。在这种情况下，物联网工程专业开设的课程种类比生物医学工程专业更多。在同样的本科四年培养期间，为了在有限的时间内达到同等深度的教学效果和知识拓展，物联网工程专业需要花费更多的教学和学习精力，甚至需要借用大量课外时间作为补充。

此外，专业所属学科在高校的发展趋势也直接影响该专业的人才培养。例如，不少医学院校的工学专业定位是为促进医学学科发展服务的，因此学校的教育教学和科研资源都突出了优势学科医学的主导地位。非医学专业的教育资源、师资建设和经费投入等办学条件达不到优势学科的标准，其人才培养和课程建设也受到主流医学学科的影响。工学专业之间也存在较大差异，大多数医学院校都有生物医学工程学科硕士点，除了培养本科生，还着力培养研究生，并争取建设博士点。生物医学工程学科的总体教育形势较好，有利于本科专业的可持续发展并形成稳定的人才培养模式。物联网工程专业是新兴本科专业，全国招收该专业的硕士单位较少，学科尚未形成高层次发展的规模，这也将间接影响该专业“医工结合”人才培养目标的实现。

3）专业发展的内外部环境及资源配置

专业发展的内外部环境及资源配置是影响人才培养成效的重要条件。高校、教师、学生、用人单位、行业和相关产业界都是专业人才培养的利益相关者，其需求将直接影响人才培养的过程与评价。只有对高等教育利益相关者的需求进行科学细致的分析，才能准确把握医学院校“医工结合”人才的服务面向与培养目标，从而对专业人才培养目标进行精准定位，这样才能对“本专业是否适合开展‘医工结合’人才培养？”“如何开展‘医工结合’人才培养？”“对照专业人才培养目标，现有的资源、办学条件和不足分别是什么？”等问题有明确和清晰的认识。

“医工结合”相比医、工学科交叉，更强调成果的应用，而成果只有通过产业化才能实现其为医学服务的目的。办学单位的跨学科建设水平是实现产业化的关键因素，而用人单位、行业和相关产业是实现“医工结合”产业化的重要资源。如果医学院校相关专业办得好，跨学科建设水平高，人才培养和教学科研成果丰富，则可以吸引相关产业、用人单位和同行院校主动寻求合作，从而进一步提高专业学生“医工结合”的研究与应用能力，进而实现教学与科研的产业化。良性的“医工结合”人才教育、培养、输送与反馈，将成为促进“医工结合”人才培养可持续发展的重要动力。对于构建“医工结合”培养模式而言，办学单位在医、工学科交叉方面的科研能力、创新能力和成果转化能力需要纳入“医工结合”培养目标进行综合考虑。

（2）人才培养方案

专业的人才培养方案是落实培养目标的操作性纲领文件，它决定了人才培养的类型、规格，以及所需配备的教学资源、课程设置、实验室条件、跨学科师资要求和人才考核评价方式等内容。通过研读独立设置医学院校生物医学工程和物联网工程专业的人才培养方案发现，工学专业主要参照理工科本科专业人才培养的通用标准，要求在专业的理论知识、操作技术、业务能力和综合素质等方面达到基本要求；具备解决工程技术问题的初步技能，了解该专业的发展现状和趋势，了解该专业领域的技术标准；强化实践环节，以适应就业市场对应用型人才需求的变化。多数独立设置医学院校的生物医学工程和物联网工程专业培养方案中的主干学科介绍，涵盖了该专业所涉及的工学学科基础课程，并计划或已将该专业纳入卓越工程师教育培养规划。此外，熟练掌握一门外语和文献检索、资料查询的基本方法，了解本学科前沿发展动态和方向，具备较强的工程意识、创新素质、自我获取知识的能力和国际视野，这些要求也时常出现在专业人才培养方案中。按通用标准培养的专业人才一般具有基础知识扎实、综合素质较高、就业面广的特点，但在面向医疗行业应用的针对性上不强，缺乏医、工交叉学科的特点。

人才培养方案对新办专业的发展具有重要影响。我国开设理工类专业的高校众多，既有综合类研究型大学，也有以某一学科见长的专业类院校。以物联网工程专业为例，该专业最初是在综合类大学创办的。医学院校物联网工程专业的开设时间主要集中在2013～2016年，全国物联网专业毕业生较少，缺乏成熟的办学经验可供参考。5所医学院校受访的专业负责人普遍表示，在学校申办物联网工程专业时，主要参照全国较早开办该专业的教育部直属综合类大学的人才培养方案。因此，办学初期的人才培养目标和培养方案具有较高的相似性。例如，综合类大学往往强调培养学生适应国家经济建设与社会发展需要，德、智、体、美全面发展，具有良好的思想品质与职业道德，掌握物联网的相关理论和应用设计方法，具备较强的专业适应能力和广泛的工作适应性，能够在物联网信息产业领域从事研究、设计、开发、系统集成及管理工作。而地方性高校普遍提出以社会需求为导向，结合所在地区的实际，把“服务地方经济、办出特色”作为自己的办学宗旨。

因此，虽然这些培养方案在初期看似合适，但简单的模仿并不能满足医学院校的实际需求。照搬照抄的专业培养方案未必契合医学院校的办学实际。从专业长远发展来看，未兼顾各校办学实际的培养方案是不可行的。农业大学物联网工程专业的人才培养方案不适合交通大学的物联网工程专业，综合类大学的专业人才培养方案难以实现医学院校物联网工程专业的人才培养目标。由于本科人才培养时间有限，物联网工程专业涉及三个学科门类，是一个多学科交叉专业。如果开展“医工结合”人才培养，还将涉及医学学科。培养方案的合理性将决定四年本科教育能否有效实施“医工结合”人才培养。对于新办专业而言，人才培养方案的制定还将是一个反复“制定、执行、反馈、修订与完善”的持续性研究。所以，人才培养方案是实现人才培养目标的重要环节，也将直接影响“医工结合”培养模式的构建。

2. 人才培养目标的外部影响因素

虽然新兴多学科交叉专业在我国的办学时间不长，但物联网技术、人工智能技术等新技术在物流、交通、能源、农业、工业、制造、零售、安防、医疗、建筑、家居、空间和海洋探索等各行各业有广泛应用，并已经取得显著成效。从人才培养的外部环境来看，行业对培养“医工结合”专业人才需求十分迫切。在医疗卫生行业，物联网技术在智慧医疗领域应用的重要性已得到了广泛认可。有资料显示，物联网工程、人工智能、大数据专业人才培养的综合外部环境较好，是有利于开展“医工结合”专业发展与人才培养的。

（1）政策支持情况

良好的政策支持是专业发展“医工结合”的重要前提。以物联网工程专业为例，我国自 2010 年开始，积极围绕“战略新兴专业”建设物联网工程专业，并成立了物联网工程专业的教学研究专家组，研究并推行物联网工程专业的鼓励政策和实施方案。先后出台了《高等学校物联网工程专业发展战略研究报告暨专业规范（试行）》和《高等学校物联网工程专业实践教学体系与规范（试行）》，以进一步明确专业教学规范。要求各物联网工程专业办学单位根据各校的实际情况和应用领域，设计和建设特色专业。

（2）技术与产业发展情况

先进的技术发展和产业需求是专业发展的重要驱动力。以物联网工程专业为例，经过十多年的发展，在移动物联网、大数据、智能传感器和人工智能技术的发展以及“网络强国”“互联网+”行动的推进下，以物联网产业为典型代表的数字经济发展取得了一系列新的重大成果。据麦肯锡预测，到 2025 年，在全球物联网细分领域中，物联网医疗应用的市场规模将达到 8900 亿美元[98]，排名第三，仅次于物联网在工业和智慧城市建设的应用规模。因此，专业人才培养目标的制定还需考虑先进技术发展与巨大的市场需求，这也将间接影响“医工结合”培养模式的构建。

4.2.2　培养过程的影响因素分析

培养过程是关乎人才培养质量、体现培养模式特征的核心环节。对于医学院校“医工结合”培养过程中出现不同程度的与培养目标相悖、课程设置欠合理、教学方法难创新、教学过程两难现象突出等问题，其原因可从教育内外部关系规律获得解释。

1. “医工结合”培养过程的内部影响因素

经调研梳理，专业的课程设置、教学平台建设、师资队伍建设是影响“医工结合”人才培养过程的内部影响因素。

（1）课程与实践教学体系

课程与实践教学体系是构建人才培养模式的重要组成部分，也是开展教学和培养学生的重要依托。目前，大多数医学院校开设的工学专业都与医疗行业联系密切，受到社会需求、生产力水平和技术发展的显著影响。医学院校人才培养单位的专业设置、课程教学与实践体系建设是否契合社会需求，并符合高校办学实际，将决定专业和学科的建设发展以及人才培养目标的特色凝练。课程与实践教学体系的设置对医学院校“医工结合”培养模式构建的影响主要体现在以下几个方面。

1）专业课程设置的学科交叉整合程度

相较于其他交叉学科专业，医工交叉工学专业面向行业应用的特点较为突出。物联网工程这类新兴多学科交叉工学专业的技术应用已经深入社会生活的各个领域，而培养适应医疗应用行业需求的“医工结合”人才是医学院校开办该专业的主要目标。在构建“医工结合”课程体系时，不仅要基于学校的专业定位，还要搭建经过学校和专业办学单位长期调研、科学论证的专业知识体系，确保其符合用人单位的岗位能力要求和职业标准。同时，还需建立与该课程体系相匹配的规范化教学条件，确保开展专业教学所需的软、硬件设备与行业标志性的企业和单位相对接。

为此，专业的课程设置要有利于多学科教学的协作运行，不仅要按照多学科并行发展的内在逻辑来组织和设计课程，开设专业相关的学科课程，完成学科基础课程的知识学习，还要根据专业的就业方向和应用领域，开设整合医学应用背景的跨学科课程，以培养学生的创新思维。C 校自 2018 年起实施大类招生，将相关专业的学生统一纳入计算机类专业，随后进行专业分流，以培养物联网工程领域的人才。该专业以“宽口径、厚基础”为原则，以“医学及医疗设备基础类课程”为背景，以“计算机科学与技术类课程”为核心，以“数字医学技术应用”为特色，结合学校和地方特色将智慧医疗融入专业课程体系，因材施教、分流培养，以适应智能医疗、大数据、物联网等人才需求多样化和学生发展个性化的要求。这样的课程设置具有相当的灵活性，既拓展了专业建设方向，又能整合学校的优势资源，突出行业应用需求，值得借鉴。

2）专业课程群之间的耦合程度

“医工结合”培养过程对交叉专业的学科建设、师资和教学设备都有较高的要求。然而，由于缺乏成熟的教学模式，很多专业即使部分课程开展了“医工结合”教学，但后续课程未必能有效延续。在这种情况下，专业课程之间的耦合程度成为影响“医工人才”培养的重要因素。课程耦合是在专业课程设置确定学科知识主干和“医工结合”主攻方向的基础上，围绕知识核心，在不同课程中用不同手段或工具反复呈现和验证，持续从不同医疗场景应用中解决同一个问题或解释同一个知识模块[99]。最后，利用时间轴将所有课程内容的侧重点串联起来，实现在有限的教学单元里完成工学知识与医疗行业之间的交叉、应用与结合。

3）课程与教学活动体现行业应用的程度

学生职业能力培养是应用型人才教学关注的重点之一。除了通过提升实训条件、改善和提高课程管理效能等方式，应用型人才培养更应关注专业所在应用领域的知识体系和行业流程。以培养“医工结合”应用型物联网工程人才为例，医疗服务机构的运作流程、医疗健康行业物联网应用终端的工作流程，都应纳入专业课程与实践教学环节的知识体系构建中。通过课程建设，完善整个医工学科交叉的跨学科教学流程、产业流程和应用流程。包括通过每学期开设行业见习、实训，开展校医企协同培育或实践项目，甚至成立行业应用联盟等方式，以提升学生对“医工结合”的切身体会，为求职就业奠定良好基础，同时建立良好的校企互动关系。

熟悉用人单位专业需求和相关工作流程是办学单位开展“医工结合”人才培养应完成的前期工作。这包括面向行业需求，开展医院、医疗健康等相关行业、企业的调研，了解用人单位需求；将产业流程、应用流程制作成多样化的教材，实现资源聚集、共享等。从专业需求发展到专业标准，是构建“医工结合”培养模式需要认真思考的重要问题。

（2）教学与科研实践平台建设

教学与科研实践活动不仅是帮助学生巩固专业理论知识的重要渠道，也是构建“医工结合”培养过程的重要环节。医学院校学生开展科研活动的形式多样，既包括校内的专业实验、科研实践、毕业设计和本科生创新项目，也涵盖校外的各种竞赛和校医企创新孵化项目等活动。其中，工学专业的科研平台、开放性的实验课程以及本科生科研团队的建设是有效实施科研实践的重要条件，这些条件直接影响医学院校“医工结合”人才培养的质量和专业的可持续发展。

1）“医工结合”科研平台的建设

与专业课程教学所需的实验室不同，科研平台建设需要更为开放的实验条件和支持创新的环境。以物联网工程专业为例，该专业课程实验室的基本配置主要满足物联网感知层和网络层技术的实验模块需求，涵盖了射频技术、无线传感网和移动网络等课程实验需求。然而，这些教学装备还达不到培养“医工结合”人才所需的科研条件。面向医疗行业应用的物联网实践教学需要能够反映行业的真实问题，开展能够模拟或仿真行业流程的教学实践活动是有效的解决途径之一。除了实地考察学习，建设面向医学领域应用的科研实践平台也是实施“医工结合”人才培养的有力措施。

2）开放式实验课程的开设

“医工结合”是专业人才培养的特色化与职业化体现，是对专业基础能力的进一步提升。但目前，医学院校新办工学专业受多学科交叉复杂特征的影响，以及实验场所和新专业师资的限制，日常教学通常只按课本内容开展配套实验。然而，这种常规化的教学难以提升学生“医工结合”的应用能力。除了建设专业的教学和科研平台，办学单位还可以研究“医工结合”人才培养的创新途径，例如，设置开放的实验任务并将其纳入专业必修内容，作为培养学生实践能力的重要措施。开放式实验课程将增加学生课余时间的实践操作机会，有利于学生自主完成实验项目，培养他们的创新实践能力。同时，这也有利于整合校内外优势资源，发掘师生科研潜力，促进“医工结合”人才培养的深度融合和共赢发展。因此，是否开设开放式实验课程也将对构建“医工结合”培养模式产生影响。

3）相关科研团队的建设

一个新兴多学科交叉专业的建设往往伴随较长的探索过程。对于物联网工程专业而言，专业新、涉及的学科多，大多数教师开展“医工结合”甚至需要从零开始学习医学知识。与此同时，新专业的发展、人才培养的前景、上级的资金投入以及开展新领域研究的不确定性，都将导致许多教师怯于探索和尝试“医工结合”方向。对于学生而言，“医工结合”教育并非简单的知识灌输，而是需要得到学生发自内心的认同和期许，认可医工学科交叉对促进行业发展的现实意义，相信“医工融合”是专业发展可以实现的目标愿景，并自愿参与到“医工结合”的事业发展中去。如何正确引导学生主动参与专业科研活动，并打造一个良性的学习、交流、应用、实践和科研环境，是亟待解决的问题。可以说，能否组建学科交叉科研团队将直接影响相关专业的研究成果。如果研究没有进展和突破，也会限制专业的发展。因此，相关科研团队的建设也将影响“医工结合”培养模式的构建。

（3）专业师资水平

师资水平是确保教育质量的关键因素之一，而教师队伍的规模、业务能力及其跨学科应用能力则直接影响“医工结合”人才培养的成效。影响师资水平的主要因素包括以下几点。

1）教师的学科背景和在“医工结合”中的综合应用能力

医工交叉学科涵盖广泛，且跨学科知识的专业化要求较高，教师不仅需要精通各自领域的核心内容，还必须具备将不同学科知识有机结合的能力。此外，由于该领域的知识更新速度较快，教师必须不断更新知识储备，提升业务素质，以适应医疗及相关行业的发展需求。因此，教师不仅要掌握最新的学术前沿，还需具备跨学科整合与应用的能力，以确保在培养“医工结合”人才时能够应对新挑战。然而，现实中教师的业务能力和知识储备往往难以完全满足这一要求，导致人才培养效果与理想情况存在差距。独立设置的医学院校通常以医学专业为主，导致工学专业教师短缺。不少工学专业在办学初期，任课教师的学历层次和专业结构不合理。很多专业任课教师是从公共计算机基础课转岗而来，有的则身兼多职，不仅要应对全校自然科学公共基础课程的教学，还要学习并承担新设工学专业的基础课与专业课。以部分医学院校物联网工程专业为例，仅是完成专业自身学科的教学任务，就已经反映出专业教师队伍专业能力青黄不接的现实。在这种情况下，要实现人才培养与医疗行业应用相结合，几乎不太现实。专业教师的业务水平、交叉学科综合素质将对医学院校“医工结合”培养模式的构建产生直接影响。

2）跨学科教师队伍培养及其保障措施的建设

目前，医学院校在开展“医工结合”人才培养时，师资方面最突出的问题是缺乏兼通工学与医学的跨学科专业人才。然而，在我国大多数高校中，一开始就符合此类条件的可谓凤毛麟角。一方面，我国目前具有医工交叉学科背景的高级工程师非常稀缺；另一方面，在现有环境下，鼓励医科或工科教师主动跳出自身的专业或舒适区，打破知识壁垒，开展跨学科研究是非常困难的。此外，受国内交叉学科教育起步晚、发展慢等条件的限制，我国目前并没有现成的、成熟的交叉学科教师人才培养机制和实践案例可供参考。因此，“摸着石头过河、千校千面”的现状客观存在。尽管有的高校出台了跨学科师资培养的相关方案，但由于学校和教师个人等主客观条件的限制，难以落实。因此，医学院校是否根据学校实际制订交叉学科教师培养方案和出台保障措施，也是影响“医工结合”培养模式构建的因素之一。

3）跨学科“双师型”教师队伍的培养力度

“双师型”教师通常指兼顾理论与实践技能教学，且有一定专业实践能力、持有专业技术上岗证或职称证书的教师。“医工结合”人才是直接与医疗服务行业和研发应用企业打交道的应用型或复合型人才，需具备丰富的工程技术与应用开发实践经验，以及较强的发现和解决医疗行业问题、技术难点的能力，并且经过职业培训后能快速参与、设计、组织和实施大型医疗健康工程技术项目。这需要该专业的教师队伍具备工程技术、医学知识和行业实践经验，而以往通过“工程师搭配临床医生”的形式来组建教师队伍是无法有效满足专业和行业应用发展需要的。医学院校要构建“医工结合”培养模式，需要培养一批既具备医工学科理论知识，又有丰富实践操作与行业应用实践能力的跨学科“双师型”人才。

2. “医工结合”培养过程的外部影响因素

调研发现，办学条件、校医企合作与交流、学术环境与科研成果转换是影响医学院校“医工结合”培养过程的外部因素。

（1）办学条件

医学院校要有效实施“医工结合”人才培养并构建适切的人才培养模式，除了要具备与招生规模和培养规格相配备的教学条件，还需要契合专业培养目标，体现“医工结合”办学特点的教学与实践平台，以保障专业人才培养过程中所需的教学、科研和工程实践条件。影响“医工结合”办学条件的外部因素主要包括以下两个方面。

1）是否具备满足“医工结合”跨学科教育的条件

对于大多数非医学类高校而言，通过工学专业实施“医工结合”人才培养的条件不足。一方面，缺乏与“医”融合的教育、应用与实践环境；另一方面，专业自身的实习基地建设困难。没有临床医学院，又缺乏具有医学背景的工学专业教师，就会出现有“工”而不懂“医”，或者只有“医”但“工”不强的情况，这导致无法有效开展“医工结合”人才培养。因为对于“医工结合”而言，“医”和“工”都是重要支撑，缺一不可。

因此，培养学生的“医工结合”应用实践能力，需要具备开展“医工结合”教育的条件。“医工结合”教育对实验室的要求极高。不论是生物医学工程专业还是物联网工程专业，由于专业涉及的学科多、课程多，仅是专业必修课的实验室建设就是一笔极大的支出。若要建设面向医疗行业应用的“产学研一体化”实习基地，则需要与医疗应用相结合，通过搭建或模拟应用场景来完成“医工结合”教学任务。这对实验设备和流程优化提出了更高要求。目前，国内“医工结合”做得较好的上海交通大学，拥有实力雄厚的国家重点实验室、学科开放实验室以及相关产业支持，该校的交叉学科基地与实验室建设在国内名列前茅。但对大多数高校而言，很难达到这个条件。

2）是否具备较先进的面向医疗与健康研究的教学实践平台

教学与实践环节是培养学生综合素质、专业水平和创新能力的重要过程，也是衡量学生“医工结合”实践能力的主要参考。以物联网工程专业为例，国内较早开设物联网工程专业的高校都陆续成立了物联网工程实验示范中心，为该专业的人才培养和应用实践奠定基础。物联网的体系结构，以及有关传感器、嵌入式、射频识别、移动计算、信息通信等知识模块的实践要求，对专业建设提出了更高要求。该专业要开展“医工结合”人才培养，需建设功能完善的教学实践平台。先进的医疗健康物联网教学实践平台将以市场和行业的最新需求为导向，直接对接用人单位对专业学生的课程学习要求，为学生提供满足职业能力要求的实践操作平台，增强学生的职业综合水平。面向医疗行业应用的课程教学，对教师提出了更高的要求，需要将医、工交叉学科知识纳入课程体系建设，促使教师们主动走近医疗单位、科研院所以获取新的知识和行业资讯。这有利于专业与用人单位紧密结合，促进校医合作，有效培养符合岗位需求、具备职业素养的“医工结合”专业人才。

（2）校医企合作与交流

调研显示，加强与企业的合作已经成为医学院校工学专业实施专业建设和人才培养的重要途径与保障。除了与企业联合办学、共建课程、定向培养以及建立校外实习基地等方式，产学研的深度合作亦成为医学院校多学科交叉工学专业人才培养的重要途径。校医企合作与交流成为影响医学院校“医工结合”培养模式构建的重要因素。

1）“医工结合”人才培养需要高等教育各利益方的共同参与

医学领域的应用创新研究离不开高校、研究所和医疗服务应用单位的参与。工学专业的“医工结合”应用，有利于解决医疗服务行业面临的诸多问题。从医院的角度来看，“医工结合”的起点和终点都是医院，人才培养的初衷是为了解决医疗行业问题，去向和目的都是为了医院医疗服务。从教育的角度来看，工学专业要真正实现“医工结合”，需要医院、医生、高校、教师、物联网企业的共同参与。因为医院和医生是应用需求的发起者，企业是应用终端的提供者，而高校和相关专业是应用需求的实现者。

上述各方的充分交流将对“医工结合”发展起关键作用。一方面，可通过交流合作调动和激发医生的参与度，将他们的经验、需求、切实想法和点子抽取出来；高校和企业将需求和对策工程化，可纳入相关专业人才培养的流程中去。另一方面，联合医院和企业创造“医工融合”的平台，获取政府和社会的支持，进一步把与“医工结合”相关的产业和行业吸引进来，整合成一个完整的产业链和“医工协同发展”的生态体系。

2）医学院校的科研实践与成果孵化离不开校医企合作

实践能力是应用型人才培养关注的重点，医学院校办工学专业往往缺乏产业支撑，校医合作较为常见，而与行业企业的合作比较欠缺。特别是内地欠发达地区的科技企业参与教学的比例较低，这容易导致“产学研用”和“产学研医”的关键环节缺失。体现在教学方面，教师由于缺乏行业工作与应用开发经历，在人才培养过程中重理论而轻实践的现象较为突出。在科学研究和项目孵化方面，由于缺少企业的参与和科学的市场化分析，研究成果产业转换率较低。

（3）科研成果转换与利益分配

科技是经济发展的先行者，促进科研成果的转化对增强我国经济与社会发展意义重大。良好的学术环境、健康的治学生态与完善的科研成果转换机制是人才培养的重要助力。实践证明，学术环境与科研成果转换将影响“医工结合”人才培养的高度。与医学院校主要工学专业相关的生物医学工程、医用物联网、假肢矫形等行业领域已经形成较为完善的产业链，但由于缺乏优秀、先进的新技术和新产品，在解决临床难题方面还需要加强提升。医学院校“医工结合”人才培养也直接受学术环境与科研成果转换的影响。

1）科研成果转换情况将直接影响专业的建设发展

据前期文献研究及实地考察了解到，当前医学院校部分专业的医、工学科交叉研究及产业化多局限于单一课题或项目的合作。一方面，开展“医工结合”研究对研究人员的多学科协调性、科研设备的先进性、研究基础的可扩展性都提出了更高的要求，研究前景更具不确定性，此则谓之“难”。并且，多数高校的业绩考核未对科研成果转化提出具体要求，面对不明朗的研究前景，又无相应扶持政策的鼓励，往往让众多研究者望而却步，进而限制了交叉学科研究成果的产出，也不利于“医工结合”人才培养。另一方面，很多面向医疗行业领域的应用研究，因缺乏切实有效的“医工结合”，往往还停留在研究设计层面，科学技术难以转换为生产力，距“有效解决临床实际问题、完成产业转化”的研究目标还需经过长时间验证，更遑论普及。并且，受临床时效性的影响，很多有关医疗健康的多学科交叉和跨学科研究成果还未有效推广就已经过时。医学院校工学领域的科研成果产出相对不足、转化滞后、应用受限的现状在一定程度上限制了相关学科“医工结合”科研成果的转化，不利于相关专业的建设与发展。

2）“医工结合”的产业化进程将间接影响专业的可持续发展

从现有生物医学工程和医用物联网的应用成效可以发现，医工交叉、融合将有利于科技创新和成果研发。而科研成果只有形成产业后才能真正助力于临床需求，所以“医工结合”需要落地并产业化。但是，多数高校科研成果的产业化进程面临许多不确定的影响因素，包括资源整合、成果转化机制、投资资本和利益分配等方面。

资源整合的实质即是打破产业壁垒。众所周知，产业化与市场需求相挂钩，对于医疗领域，医疗市场即是研发的动力，临床的需求是什么，相关企业就生产什么。“医工结合”的研究成果要实现产业化，首先要解决信息孤岛问题，这需要搭建医疗行业、机构与企业、高校、研究院所、地方政府的沟通平台，及时整合资源，实现信息对称。例如，医疗机构提出需求，高校和科研院所提供技术支持，企业方生产成果，通过资源共享、需求分析、科研攻关、成果转换，实现有效融合。多学科交叉专业办学单位在平台中则可承担多方协作、成果孵化，培养应用型人才、储备研究型人才的作用。

成果转化机制即为保障“医工结合”产业化的可持续发展。尽管目前部分医、工学科交叉和面向医疗行业应用工程领域的产业链条已经较为完整，但从“医工结合”的长效发展机制来看，高校、科研院所、医疗服务机构在“医工结合”的理念、管理模式、学科建设规划、相关资源建设以及合作关系拓展等方面还存在较大差异，平台尚未建立，缺乏完善的“医工结合”创新激励和相关的保障机制，以偏概全的现象较为普遍。医学院校相关专业建设与人才培养尚未形成标准，很大程度上限制了“医工结合”的发展，间接影响了该培养模式的构建。

除此之外，投资资本也是全程参与科研成果转化、产业化过程的，其影响因素主要涉及“如何解决利益分配”的问题。例如，医学院校“医工结合”成果产业化是“以医为主”还是“以工为主”，涉及的利益如何分配？高校、医疗机构与企业是否能实现多方互利？随着综合类大学将“医工结合”的建设目标提升到“医工融合”的高度，今后该领域要解决的问题、涉及的资源将越来越广。因而，制定完善的机制至关重要，有助于医学院校在“医工结合”的道路上越走越远、越走越稳、越走越好。

4.2.3　培养评价的影响因素分析

培养评价是医学院校构建合理“医工结合”培养模式的保障，将有效避免人才培养与应用需求相脱节，从而进一步提升专业办学有效性。研究发现，由于缺乏成熟、适切的学科交叉人才培养评价标准，医学院校新兴多学科交叉工学专业的稳定性和持续性受到挑战，并在一定程度上影响了专业建设和人才培养，导致不少工学专业火热开场，潦草收尾。

1.“医工结合”培养评价的内部影响因素

经研究发现，专业教学规范与标准、管理制度是影响“医工结合”培养评价的内部因素。

（1）教学规范与标准

专业的教学规范与标准是专业评估的重要参考指标。以物联网工程专业为例，该专业自设立以来，教育部高等学校计算机类教学指导委员会多次召开会议，讨论物联网工程专业教学规范。先后编制《高等学校物联网工程专业发展战略研究报告暨专业规范（试行）》《高等学校物联网工程专业实践教学体系与规范（试行）》《物联网运用技术专业教学标准》等指导性文件，旨在规范该专业教育教学的标准。

上述物联网工程专业的规范和标准既阐述了该专业的发展历程、教育现状及未来方向，还对物联网工程专业的学科构成进行了界定，“物联网工程专业属于计算机、通信、电子等多领域的交叉学科。”物联网可以和所有产业融合，有巨大的发展空间，需要大量复合型、应用型、创新型物联网工程专业人才作为支撑。该专业办学的注意事项是：“以应用为先导，把握专业共性基础和领域、区域特色，进行应用型、工程型人才培养，加强学生物联网工程实践能力的培养，具有较强的物联网技术综合应用和工程实践能力。”我国开设物联网工程专业的高校层次与类型不一，《高等学校物联网工程专业发展战略研究报告暨专业规范（试行）》还对物联网工程专业的培养目标和规格、教育内容、课程体系、教学条件等方面提出了具体要求。该委员会同时指出：各物联网工程专业办学单位需在专业教学规范的指导下，因地制宜，根据各校的实际情况、优势、特长制订出适切各自学校办学实际的专业培养计划。因此，医学院校要培养“医工结合”的物联网工程专业人才，不能脱离规范化的专业教学框架与标准，并受其影响。

（2）管理制度

医学院校“医工结合”人才培养需要一系列的政策来保障，国家政策是在宏观层面的调控与指导。落实在具体的专业建设上，相关管理制度越完善、操作性越强，越能成为维持专业发展的重要措施，包括制定详尽、可行性强的专业建设规划，契合学校办学定位与专业培养目标的培养方案、课程与实践教学、毕业考核等内容。管理制度是否完善将成为影响“医工结合”人才培养与培养模式构建的外部因素。

1）专业建设规划

专业建设规划是开展专业“医工结合”建设的基础。其中，专业建设类型是方向，建设规划是目标，建设制度和相关管理规范是举措。专业建设的规模决定了招生人数、师资与硬件设施配备，亦决定“医工结合”实验室、实习基地的投入成本；专业建设类型决定了专业的发展方向，进而影响专业培养方案，及与之相配备的课程设置、教材建设、教学方式与实验途径；专业建设经费的使用规划、管理规范也是医学院校多学科交叉工学专业能否顺利开展“医工结合”人才培养的保障机制。但对于缺少工学专业办学经验的医学院校而言，在做专业建设规划时如不结合学校及专业办学的实际情况，就很可能使专业建设规划成为摆设。

2）专业的培养方案、课程与实验教学管理办法

专业的培养方案、课程与实验教学管理办法、毕业论文（设计）管理办法是专业实施人才培养的基本框架与参照标准。以物联网工程专业为例，该专业应用领域非常广泛，涉及各行各业。因此，该专业人才培养的应用性特征较为突出。面向医疗行业应用物联网工程专业学生的发展受学校专业教育的成效所影响，其溯源在于专业培养方案有无体现“医工结合”培养目标，课程设置是否有利于实施“医工结合”教育，课程与实践教学的开展、毕业考核的标准有无围绕“医工结合”行业应用开展。

3）完善的专业评价标准及保障机制

完善的专业评价标准及保障机制是专业稳定、快速发展的保证。以物联网工程专业为例，完成该专业国际工程教育认证的高校较少，并且没有医学院校参与该专业认证。虽然国际工程教育认证有相关专业的通用标准和补充标准，但并不完全适用各校的实际情况。因为专业建设本身是一个具体的、连续的、不可规避的、不断实践与改进的过程，如何在没有相关专业建设经验和评价标准的前提下有效地开展专业的“医工结合”建设，需要办学单位定期开展专业自评，并将校内专业评价纳入专业管理制度，实施常态化建设，以保持专业的快速发展。

2.“医工结合”培养评价的外部影响因素

经调研，专业相关产业发展、社会与行业需求是影响多学科交叉工学专业“医工结合”培养评价的外部影响因素。

（1）产业需求

以物联网工程专业为例，产业需求是专业人才培养的重要参考。物联网产业与高新技术产业链中的其他产业不同，物联网可以和所有行业领域进行融合，全面带动社会发展。目前部分物联网技术应用已经初具产业规模，如智慧农业、智能交通、公共安全、环境监测、智慧城市等，并已产生巨大的经济价值。其中，医疗健康物联网产业的市场潜力巨大，需要大量的专业人才加入。产业需求也成为专业培养评价的重要依据。

从宏观层面分析，智慧医疗卫生服务是政府公共服务的重要组成部分，得到各级政府的重要支持。我国医疗健康物联网产业的生态环境已初步形成，经过多年的发展，已经在医疗健康物联网应用环境建设、关键技术研发、医疗行业应用示范等方面取得了显

著成效，并逐渐形成了环渤海、长三角、珠三角以及中西部地区四大区域聚集发展的格局[100]。随着物联网技术与医疗卫生领域的深度融合，面向智慧医疗的物联网应用、研发、成果转化、信息服务、人才培训将成为医疗物联网产业的发展重点。在“健康中国2030”国家战略的支持下，医疗卫生服务行业对智慧医疗的迫切需求已成为促进物联网工程专业“医工结合”的重要驱动力。

从中观层面来说，物联网技术在每个行业应用的侧重点各不相同。目前我国已经形成包括处理器、传感器、终端设备、移动端软件、网络运营服务等在内的、较为完善的物联网产业链。“医工结合”影响了医疗健康物联网的产业结构，并使未来医疗提前到来。智能医疗的应用需求对物联网感知层硬件和终端设备提出了更高、更精细的要求，包括医用微传感器、近场通信、绿色续航、远程医疗及周边产品等。以“医工结合”应用为主的医疗物联网市场促进了该领域产业结构的升级换代，从而有效地带动了跨行业、跨专业的产业链联动效应。

从微观层面来看，物联网技术的发展将带动疾病分级诊疗、社区保健、疾病预防、家庭和个人慢病监测等移动物联网消费市场，为人们的健康生活带来巨大便利。

（2）社会与行业需求

社会与行业需求是专业开展“医工结合”人才培养的立足根本。以物联网工程专业为例，以前物联网技术在医疗行业的应用主要是为了提升医疗服务和管理水平。随着“健康中国2030”将对疾病的精准预防、预警与诊疗列为建设目标，传统物联网技术应用已远远不能满足医疗行业与社会发展的需求。网络技术、人工智能技术的发展，也在不断扩展医疗健康物联网的应用场景。在这种情况下，社会与行业需求将成为评价“医工结合”人才培养成效的重要依据。

在行业需求的引导下，物联网工程专业的“医工结合”人才培养逐渐受到医疗机构、高校、科研院所、物联网产品生产企业等高等教育利益相关各方的影响和制约。其中，医疗机构主要承担分析临床需求，提出需要解决的问题；高校和科研院所主要承担相应研究任务和专业人才培养；物联网产品生产企业则是综合医疗行业、机构的需求，结合高校或科研院所的研发条件，提出合理的产品研发需求，为“医工结合”的科研成果转化提供生产平台。

综上所述，我国医学院校新兴多学科交叉工学专业的人才培养还处于探索阶段，尚未形成适切的“医工结合”培养模式。医学院校现有的“医工结合”培养模式存在许多共性问题，而人才培养过程是出现两难现象和问题最多的环节。在培养过程中，如何帮助专业学生构建“医工结合”的学科知识体系和应用能力是改革的核心目标。然而，要有效实现这一目标，教学方法的改革是关键所在。这一改革不仅是“医工结合”人才培养的难点所在，同时也集中体现了该领域在教学实施中的共性问题。当这些问题逐渐成为决定“医工结合”人才培养发展的条件时，便从“问题”升级成为“影响要素”或“决定因素”。

独立设置医学院校多学科交叉工学专业的人才培养经历了传统“医工交叉”人才培养和新兴“多学科交叉”人才培养的不同阶段，为构建“医工结合”培养模式奠定了专业建设与人才培养基础。研究发现，人才培养模式受教育内外部因素的作用影响。其中，政策支持、交叉学科技术、专业相关产业发展、社会与行业需求、学科生态、学术环境与科研成果转化、办学条件、管理制度是外部影响因素；而专业的教学规范和标准、培养目标、培养方案、专业师资队伍、课程与实践体系、科研实践、培养质量、实习实践环节、校企合作与交流是内部影响因素。内、外部因素具备动态发展的特点，共同对医学院校“医工结合”人才培养和培养模式产生影响。而“医工结合”理念、国内外跨学科教育模式的演变、医学院校工学专业在培养“医工结合”人才方面的共性问题、不足与经验也将为构建医学院校“医工结合”本科培养模式提供研究方向。

第 5 章　物联网工程专业“医工结合”教学创新

随着信息技术和医疗健康领域的快速发展，物联网工程专业的教学创新显得尤为重要。在培养适应未来社会需求的复合型人才过程中，跨学科的选择成为关键。物联网工程专业结合了工程技术与医疗健康等多个领域的知识，尤其在医学院校“医工结合”的培养模式中，人才培养过程是问题最集中的环节。多学科交叉的特点使得在培养过程中的教学共性问题表现得更加突出。为此，本章以某高等医学院（以下简称 A 医学院）的物联网工程专业为研究对象，围绕专业建设的背景、专业定位与培养目标、课程教学体系、实践教学等方面，探讨独立设置的“医工结合”培养模式的构建。通过对“医工结合”教学创新方案的实证研究，重点分析人才培养过程中的突出问题，并提出相应的对策与实践建议。

5.1　物联网工程专业教学创新的跨学科选择

物联网工程专业的教学创新在当前时代背景下展现出了显著的跨学科特征。该专业不仅与工程学紧密相关，还与医疗、信息技术等领域形成了深度交叉。通过结合医学与工程学的知识体系，物联网工程专业能够有效应对智慧医疗等领域的技术应用需求，实现“医工结合”的目标。此外，它作为医学院校中重要的跨学科人才培养方向，体现了学科间的协同发展与应用导向，满足了社会对“医工结合”人才的迫切需求。在这一过程中，物联网工程专业不仅需反映行业内普遍存在的教育共性问题，还应为构建有效的跨学科人才培养模式提供实证基础。

5.1.1　物联网技术在智慧医疗中的“医工结合”应用与属性

智慧医疗是医、工交叉学科应用的代表，作为生命科学和信息技术学科交叉研究的成果，它在我国不断完善城市公共卫生基础设施、信息与数据分析体系，快速发展无线传感网技术的推动下得到建设推广。“医工结合”强调在医、工学科有理论或技术交叉的基础上，还有具体应用的结合，故“学科之间有交叉并且有应用”是“医工结合”的属性特征。智慧医疗是实现“医工结合”的重要研究方向，物联网技术与“医工结合”的密切联系首先体现在它是实现智慧医疗的关键技术，发展智慧医疗需要大量面向医疗行业应用的物联网工程人才。在此背景下，物联网技术的应用不仅对智慧医疗的构建至关重要，还直接推动了智慧医疗各个环节的优化与创新。

智慧医疗是物联网技术的十大应用领域之一，该技术已渗透到智慧医疗服务的各个环节，能有效实现智慧医院的重要场景应用。其一，物联网技术可为医务人员提供智慧诊疗支持、流行病预测、重症监护、疑病及慢病的辅助诊断，并可为重症急救提供最优路径选择，将有效提升医生的诊疗效率，并促进各类医院分级协同治疗。其二，该技术可为患者提供智能服务，轻松实现医疗数据采集，实现病人从挂号、诊疗、检查、治疗、随诊等整个过程的医疗健康管理，提高患者就医体验。基于物联网技术的健康管理服务，还可以根据多源环境信息进行全员、全程的健康监测与疾病预警。其三，基于物联网技术的智慧管理可以克服医疗机构信息化过程中的管理瓶颈，有效实现医院精细化管理和服务、促进医疗资源分配合理化，有利于提升医院的管理效能。物联网技术为我国智慧医疗与智慧城市建设提供了重要的技术支持和创新途径，对加快我国智慧医疗建设进程、实现智慧医疗、提升全民健康水平具有重大意义。

由此可见，物联网技术在智慧医疗中的应用，是医学与工学学科领域合作研究的成果，体现了医、工学科间的理论与技术交叉，实现了“医工结合”在实际行业应用过程中的互补与协调，在解决问题过程中产生了许多新的研究增长点，甚至形成新的学科。培养“医工结合”人才的物联网工程专业具备“医工结合”的学科交叉与应用属性。符合案例样本应具有某一类型或现象的特征、属性或变量，具有“类型代表性”的标准[101]。

5.1.2　物联网工程专业是医学院校“医工结合”人才培养的重要代表

高校实施“医工结合”表现在医学、工学的学科重合领域开展科学研究与人才培养。它最初是一种创新的科学研究手段，落实到人才培养方面，亦可以围绕医学实际问题展开教育创新，通过打破“医学”和“工学”之间的学科壁垒，实现“1+1>2”的新突破。将物联网工程专业作为医学院校新兴多学科交叉工学专业开展“医工结合”人才培养的主要对象，出于以下考虑。

（1）物联网工程专业最贴近处在“医工结合”探索阶段开展人才培养的客观环境

我国工学专业学科门类丰富，以往大多数专业与医学并无关联性。然而，学科交叉多元化发展的全球趋势，诞生了越来越多的医、工学科交叉的结合创新点，拓宽了基于专业开展“医工结合”人才培养的载体。高校及教育研究者意识到“医工结合”并非只能局限于有生物学或医学学科背景的生物医学工程、假肢矫形专业等工学专业，物联网工程、计算机科学与技术、人工智能等工学专业亦可以培养“医工结合”人才。我国综合类大学多通过跨学科课程、研究项目培养学生具备涵盖医、工学科交叉在内的跨学科综合素质。独立设置医学院校则主要利用专业教育实施“医工结合”人才培养，如生物医学工程、物联网工程和智能医学工程等本科专业。

物联网工程专业与生物医学工程专业、智能医学工程专业等多学科交叉专业不同，它本身并没有鲜明的医学学科特征，更侧重于物联网技术在医学领域或与医学相关的交叉学科领域的应用。为此，虽然该专业具备“医工结合”的属性特征，但该专业的培养模式构建存在两个难点：一方面，物联网工程专业是一门多学科交叉专业，再与医学进行跨学科的融合，专业建设和人才培养的难点较为突出。另一方面，物联网工程专业尚无针对不同应用领域的专业质量评价标准，面向医疗行业应用领域的专业评估、教学及培养评价都有待探索。因此，研究“医学院校物联网工程专业如何构建‘医工结合’培养模式？”“该专业如何通过课程与教学方法改革来实现有效的‘医工结合’？”等问题不仅有利于培养适应不同行业需求、多样化的物联网工程人才，也能为跨学科教育研究提供实证资料。

（2）物联网工程专业曾是医学院校开办的主流工学专业

经调研我国46所独立设置医学院校的本科专业发现，物联网工程专业是“十三五”期间我国独立设置医学院校开办工学专业数量最多的三大专业之一。该专业正处于“医工结合”人才培养的实践探索阶段，既不像办学经验丰富的生物医学工程专业，又比新办的智能医学工程专业有更多的教学积累，呈现了医学院校大多数新兴多学科交叉专业的办学现状。而“医工结合”培养模式是人才培养主体与实施该人才培养各个环节之间所形成的相对稳定、适切的教育运行方式。它是需要经过一定时间的积累、总结和不断完善的。因而，选择医学院校物联网工程专业开展培养模式构建的实证研究最贴近当前的客观环境。该专业在开展“医工结合”人才培养以及构建培养模式过程中所呈现或折射出的问题，将能反映多学科交叉工学专业实施跨学科教育的真实情况。

（3）物联网工程专业符合“医工结合”人才培养对研究主体的要求

物联网工程专业服务于国家战略性新兴产业，我国对智慧医疗建设的迫切需求有利于发挥物联网技术优势，该专业人才培养对我国全面实现智慧医疗建设的重要性不言而喻。培养物联网工程专业“医工结合”人才，是我国信息化技术不断进步和“医工结合”学科边界不断扩展的结果。首先，物联网工程专业本身具备高度综合的学科交叉特点，医学院校开设此专业属于新兴多学科交叉工学专业面向医学领域应用的跨学科教育研究，符合“医工结合”交叉人才培养对研究主体的要求。其次，研究物联网工程专业在医学院校的培养模式，能够再现此类专业群体在人才培养过程中的普遍问题，有利于探索具有推广意义的“医工结合”培养模式或研究结论，进而为高校理性、科学地开设多学科交叉专业提供参考。

教育内外部关系规律启发教育工作者，要把高等教育放在整个现代社会大系统中来研究。既要研究高等教育自身的发展规律，还要研究社会需要和社会问题对高等教育学科产生的影响。以物联网工程专业作为“医工结合”培养模式研究的重要代表和案例对象，既符合交叉学科的发展规律，又贴近行业与社会发展的需求，具有一定代表性。

5.1.3 物联网工程专业反映了“医工结合”人才培养的共性问题

近年来，我国各地积极开展智慧医疗建设项目，但普遍面临一个突出问题：缺少既了解医学又熟悉工程技术，可以通过医学与工程学的知识体系重塑医疗流程的“医工结合”应用型人才。受教育内外部因素的影响，独立设置医学院校因学科建设和自身发展需要，陆续申办理工类本科专业，包括计算机科学与技术、物联网工程、人工智能等工学专业，旨在探讨如何利用医学院校的办学特点和学科优势来培养“医工结合”人才。但由于各种主客观因素未能有效实现这个目标。这些共性问题，对于处在“医工结合”

探索阶段的多学科交叉工学专业而言，具有普遍性。因此，以物联网工程专业为“医工结合”培养模式实证研究对象，有利于拓宽与医学应用相关跨学科专业的研究视角，积累无医学背景专业实施“医工结合”人才培养的实践经验。

与此同时，物联网工程本科专业在我国的办学趋势呈阶段性高峰的特点，在新兴多学科交叉工学专业中也具有一定代表性。受国家政策、产业需求、技术发展等教育外部关系规律的影响，物联网工程专业曾是许多办学单位追捧的热门专业，导致部分高校没有因地制宜跟风办学。为避免高校开办多学科交叉专业的跟风性、盲目性和同质化，以医学院校物联网工程专业为新兴多学科交叉工学专业的案例研究对象，探索适合独立设置医学院校的“医工结合”人才培养模式是高等教育工作者的责任担当。

5.2　物联网工程专业“医工结合”教学创新方案

科技的飞速进步使传统医学教育模式面临前所未有的挑战与机遇。在这一背景下，A 医学院积极探索“医工结合”教学创新方案，旨在培养既懂医疗又精通工程技术的人才，以满足日益增长的医疗健康需求。自 2015 年以来，A 医学院围绕物联网工程专业的培养目标开展了一系列深入研究，明确了专业的定位和发展方向，并探索了“医工结合”人才培养模式。该模式不仅关注基础理论学习，更强调结合医学领域的实际需求，致力于培养能在多学科交叉背景下熟练运用物联网技术解决实际问题的应用型人才。创新的培养模式将为医学与工程的深度融合提供有力支持，推动学科交叉和多元化人才的培养，从而助力实现更高质量的医疗服务与创新发展。

5.2.1　基于“医工结合”培养目标的教学创新

培养目标通常包括人才培养类型和培养规格两个部分，并从德、智、体等方面提出具体要求。为了让医学院校的物联网工程专业办学更具科学性、更加符合教育规律，A 医学院物联网工程专业的申报者与主要建设者自 2015 年起，围绕医学院校物联网工程专业“培养什么人、什么培养规格、用什么培养、如何培养、由谁培养”开展医学院校“物联网工程”本科专业的建设研究，并明确研究目标：一是通过研究了解我国物联网工程专业教育、应用发展现状以及对医用物联网工程专业人才的需求情况，进一步理清 A 医学院物联网工程专业的办学定位。二是通过专业建设与“医工结合”人才培养实践，不断完善贴近校情实际、面向长远发展的物联网工程专业人才培养方案、教学计划、课程体系、实验室与人才培养基地建设。

1. 专业定位溯源及“通、专”抉择

虽然 A 医学院在申报物联网工程专业之前，已有近十年的医学影像技术、生物医学工程等传统“医理交叉”“医工交叉”理工类专业的办学经验，但尚未形成鲜明的多学科交叉专业人才培养模式和特色。因而，在 2015 年筹备物联网工程专业申报的相关工

作时，首先需开展专业定位研究。

（1）定位的理论基础

“定位”一词最初源自军事领域，因其广泛的适用性，在教育领域亦有较大的借鉴意义和可操作性。定位理论之父杰克·特劳特提出“定位”的概念为“令企业和产品与众不同，形成核心竞争力；对受众而言，即鲜明地建立品牌。”高校是培养学生的重要基地，各个专业好比加工产品的生产线，毕业生即是输出的产品；专业的定位及其发展过程中形成的特质，最终将成为其所培养学生的特色、核心竞争力甚至品牌。因此，“精准定位”是开展人才培养的前提，亦是专业人才培养中最具战略意义的核心要素。因此，专业定位准确、科学合理将有利于在专业建设过程中形成核心竞争力，并为专业在长期发展中形成特色奠定基础。

（2）专业定位的探索

为了更科学地开展专业建设，作者于 2015 年开展了题为“A 医学院开办物联网工程专业可行性研究”的相关探索。根据教育研究方法，该研究分以下步骤进行。

第一步为抓主要问题。基于前期申报物联网工程专业的工作积累与研究基础，将当前的专业申报和建设工作细化为三个主要问题进行研究。①A 医学院物联网工程的专业定位，以及专业的发展趋势分析，开办该专业能否发挥优势；②专业的培养目标定位，即培养何种物联网工程人才；③明确 A 医学院所开办物联网工程专业的人才培养规格和类型。

第二步是分解问题、分析方案。分析 A 医学院物联网工程专业的定位及人才培养目标。物联网技术几乎可以与各个产业融合，涵盖计算机科学与技术、通信工程技术、电子电气工程技术、人工智能技术、决策学、统计学和信息管理学，涉及理、工、农、医等多学科知识，具有极强的带动力、辐射力和支撑力。在这种情况下，医学院校的物联网工程专业不可能面面俱到，因此在办学之初，负责新专业申报的 A 医学院信息工程学院就物联网工程专业的定位问题展开了讨论和调研，当时主要有以下两种观点。

一种是广博教育的观点。这种观点认为物联网产业的应用范围广泛，现在各行各业的物联网人才缺口都很大，尤其是在智慧城市、智慧交通、智慧农业、智慧医疗领域。A 医学院的物联网工程专业也要以培养、提高学生物联网基础理论和综合应用操作能力为核心目标。即按照物联网工程专业涉及的四大学科领域，开展“宽口径、厚基础”的专业教学。在课程体系建设上，以物联网工程专业必修的专业基础课和专业课为主，课程设置涵盖“计算机科学与技术、电子电气工程技术、通信工程技术、网络技术”的基础理论课程，强调对学生物联网技术基础理论与操作能力的培养，广泛学习物联网技术在智能安防、智能家居、智能交通、智慧农业、智慧医疗等具体行业的知识教育和应用，培养面向“互联网+”全能型物联网人才。毕业生可就业于与该专业相关的企业或行业，包括从事面向终端应用的物联网系统、嵌入式系统，面向物联网传输层的通信架构、信息安全、网络协议和标准，面向物联网感知层的无线传感网、RFID 等的设计、开发、管理与维护的高级工程专业人才。不突出培养面向某一应用领域或某一方面的物联网人才，教学知识涉及面广而全，将有利于学生将来就业。

另一种是专才教育的观点。这种观点认为广博教育可能容易导致教育深度不够、并削弱其特色。独立设置医学院校的专业局限性，使其相比综合类大学，在非医学学科领域的优势可能不够突出。物联网工程专业固然要以培养和提高学生的物联网基础理论和综合操作技术为己任，但在当今社会技术进步、经济的飞速发展使得各个行业领域的分工愈发地精细化，此发展趋势越发明显。各行各业都需要既掌握物联网工程技术方法论又可以开展物联网应用系统设计与实施的人才，但从长远发展来看，社会更需要精通某个具体物联网产业应用、熟悉行业领域及商业模式的人。所以，物联网工程专业人才的培养不应是千篇一律的，而是多层次、多样化的。而且，该观点还分析了 A 医学院作为省属医学类高校，缺乏像综合类大学这样丰富的学科门类和优越的办学资源。所在城市属于内地欠发达地区，既没有较为成熟的物联网产业链，城市自身的发展尚处于攻坚阶段，城市建设和配套还在逐步完善中，较难吸引学生报考。开办物联网工程本科专业若不能根据当地经济发展的实际需要调整自身的培养目标，若不结合区域特色和学校的自身优势对专业进行精准定位，未来与综合类高校的物联网工程专业人才竞争以可能会面临“招不进来、分不出去”的两难困境。因此，A 医学院物联网工程专业的人才培养在办学之初应该以具体某个领域的应用为先导，重点面向某一行业领域的物联网应用技术，与教育教学理论相互促进、学深学精，这样集中力量建设专业将有利于做出成绩、形成特色，实现物联网人才培养与行业发展的良性循环，并为物联网技术创新奠定良好基础。

（3）办学定位与发展方向的选择

高校专业办学除了要将重点聚焦到人才培养、提高教育质量方面，还应兼顾社会与用人单位的需求。从教育内外部关系规律角度来看，国家政策、地方经济、文化、区域资源、地理位置等宏观发展环境对专业的人才培养亦起至关重要的作用。因此，高校的专业定位还需从是否有效发挥优势角度展开研究。

通过讨论分析，A 医学院物联网工程专业倾向于第二种办学定位的观点，认同专业人才培养若能结合医疗行业应用、地区物联网产业发展需求以及学科优势，将有利于在专业建设和人才培养过程中形成特色，有利于该专业的长期可持续发展。临床医学是 A 医学院的传统学科、优势学科和特色专业，在医学院校要实现物联网工程专业的有效应用和创新，与医学相结合、侧重面向医疗行业应用的物联网人才培养将有利于医学研究与物联网先进技术相互促进，有利于充分利用学校现有资源。为此，A 医学院物联网工程专业将“为地方经济建设与医疗行业服务以及与医学相结合”作为专业办学定位和人才培养的主要方向，重点培养“医工结合”的物联网工程应用型人才。

2. 确定招生规模与人才培养类型

从人才的应用需求来看，A 医学院物联网工程专业的培养目标还要思考物联网工程专业“医工结合”人才培养的服务面向、规模及办学条件。①确定专业招生规模和培养类型。这不仅需调研 A 医学院所在区域医疗服务机构的数量、用人单位对人才类型、人才数量的需求，还要预测 A 医学院所在省市，以及我国中部地区，甚至全国对“医工结合”物联网工程专业人才的需求量，为制订各省招生计划提供参考。②须分析目前办学单位的师资及教学条件能否满足“医工结合”物联网工程专业人才培养的需要，现有办学条件适合多大的招生规模？培养何种类型专业人才更切合办学实际，是研究型、创新型、应用型还是复合型？

（1）A 医学院物联网工程专业的人才培养规模

潘懋元先生提出，“高校培养目标指高等学校应培养什么样的人才，这些人才应具有怎样的层次、类型和基本规格。[103]”为进一步确定物联网工程专业人才培养的规模，A 医学院物联网办学部门调研了物联网工程专业的办学情况，通过对无锡物联网产业基地、徐州医学院、山东济宁医学院、温州医科大学、深圳讯方公司等高校和企业进行实地调研，了解国内主要物联网产业应用基地的产业背景、行业对医疗健康物联网工程人才的需求程度，以及国内同类院校、相近工学专业的开办情况，以制定 A 医学院物联网工程专业的人才培养方案。调研发现，在“十二五”至“十三五”期间，物联网相关产业对该专业人才的能力需求主要集中在物联网系统集成、系统应用、设备制造等方面，物联网应用研发相关企业、科技公司、医药企业和各级医疗卫生服务机构对医疗健康物联网工程专业人才均有不同程度的需求。其中，正在开展智慧医院建设的医疗卫生服务机构对此类人才的需求较为迫切。在此背景下，A 医学院必须考虑如何在保证教育质量的前提下，迅速适应市场需求，以确保其物联网工程专业能够培养出符合行业要求的人才。

根据 2015 年国家卫生健康委员会发布的《全国医疗卫生机构数》的相关统计，截至 2015 年 7 月底，全国的医疗卫生机构总数达到 98.8 万个，其中包括 2.7 万个医院（占 2.73%）、92.4 万个基层医疗卫生机构（占 93.52%）、3.5 万个专业公共卫生机构（占 3.55%）和 0.3 万个其他类型的机构（占 0.3%）。基层医疗卫生机构数量占绝大多数，显示了我国在推进基本医疗服务覆盖和提高公共卫生水平方面的努力。仅 A 医学院所在省份的医疗卫生机构数就达 38810 所，包括 576 所医院、37299 所基层医疗卫生机构、822 所专业公共卫生机构、113 所其他机构[104]。其中，三级医院 2123 所，三级甲等医院 1236 所[105]。在全国医疗健康物联网工程人才紧缺的大前提下，A 医学院物联网工程专业可以尽早招生、多招生，但具体的招生规模还应充分考虑 A 医学院的师资和办学条件等实际情况。

为此，合理评估省内医疗卫生机构的分布和需求，将为招生规模的确定提供重要的参考依据。A 医学院在我国中部地区，中部地区的山西省、河南省、安徽省、湖北省、江西省、湖南省共有 27 万多所医疗卫生机构，其中医院就有 8300 多所[106]。尽管从短期发展趋势来看，大型医院依然是医疗健康物联网工程人才的主要需求单位，但随着我国全民大健康行动的推进，基层卫生医疗机构也将承担重要角色。从国家中长期发展来看，基层卫生医疗机构将是医疗健康物联网人才贡献力量的重要场所。

A 医学院物联网工程专业是备案制专业，专业申报人根据申请备案制专业的要求，就“以现有办学条件，培养何种类型物联网工程人才以及多大招生规模更切合办学实际？”这个问题组织学院教师展开讨论，认真分析学院现有师资力量及教学条件，为下一步的专业建设做好准备工作。

首先，从 A 医学院物联网工程专业的筹建情况来看，申报该专业符合学校学科规划布局和发展愿景。A 医学院“十二五”事业发展规划明确了学校的办学定位、学科分布、学科层次和建设目标，要求各二级学院按照“适度增长，调整结构，充实内涵，凸显特色”的原则，开展专业建设和专业结构调整。目前将医学、理学、工学专业作为学校主要学科门类，形成医学类专业与医学相关专业、非医学专业协同发展的专业架构，突出学校的专业特色与人才培养特色，实现人才培养总目标。随着 A 医学院 2013 年通过临床医学专业认证、2014 年开始招收硕士研究生以来，学校的办学条件、教学质量和办学效益取得了长足的进步，增设物联网工程本科专业所需的师资队伍、仪器设备、教学场所、实践教学基地、图书资料等必备条件已基本具备。

其次，承担 A 医学院物联网工程专业申报的二级学院积累了一些工学专业的办学经验，有能承担物联网工程专业课和基础课的专业教师。该学院分别于 2010 年、2011 年开办医学影像技术本科专业和生物医学工程本科专业，有较完善的教学条件和一定的教学经验，并建有医疗器械实验室、电子电工实验室、物理实验室、计算机实验室，可以满足物联网工程专业前两年公共基础课和部分专业基础课的实验室条件要求。

最后，负责申报物联网工程专业的计算机教研室有“医工结合”的教学和科研积累，不少老师具备医学、工学、教育学的学科背景。随着专业获批，加快物联网工程专业实验室和教学基地的建设，可以满足第四学期开始的专业课实践教学需要。经过分析论证、尝试课程教学分工，得出初步结论，A 医学院基本满足开办物联网工程专业的条件。但物联网工程专业实验室建设还需完善、专业师资的人才层次整体不高、培养“医工结合”应用型物联网工程专业人才的经验还非常匮乏，因此，前三年的招生人数以 1 个教学班（40～50 名学生）为宜。

（2）A 医学院物联网工程专业的人才培养类型

对于 A 医学院物联网工程专业是培养研究型、创新型、应用型还是复合型人才，一要看学校的办学定位和层次；二要看学校的学科专业定位，是综合性、多科性还是单科性；三要看学校的人才培养目标定位。综合 A 医学院建设“应用型医科大学”的目标定位、“以医学为主，积极发展与医学相关的理、工、管、法等学科”的学科定位，物联网工程专业将“培养面向智慧医疗行业应用为主的应用型人才”作为培养目标，与学校整体人才培养定位相匹配。

在广泛调研、论证的基础上，参照《高等学校物联网工程专业规范》《高等学校物联网工程专业实践教学体系与规范》，以及国际工程教育认证对学生毕业要求的 12 条能力标准，结合 A 医学院所在区域、物联网行业、企业特征、市场需求等教育外部环境因素，明确了物联网工程专业的培养目标为：“培养掌握计算机科学与技术、信息与通信技术、电子科学技术以及医学的基础理论知识；具备从事医学与物联网工程技术相结合的实践与创新能力；能够从事智慧医疗以及物联网其他领域系统开发与应用的工程应用型人才。”

5.2.2 基于“医工结合”培养过程的教学创新

有了专业定位与人才培养目标，下一步便是要解答人才培养过程的问题。2016 年，在 A 医学院物联网工程专业获批当月，作者牵头专业团队申请了主题为“以行业需求为导向，以学科特色为依托的医学院校‘物联网工程’本科专业建设研究”的教育教学改革课题，旨在围绕专业定位，完善专业人才培养方案、课程体系与实践教学方案。该课题先后获校、省两级立项。课题组根据专业申报时的专业定位与人才培养目标，参考国家有关物联网工程专业本科人才培养的通用标准，完善了 A 医学院物联网工程专业人才培养方案。

然而，随着专业教学的深入推进，新挑战逐渐浮现，促使课题组重新审视现有的教学策略和课程安排。具体来说，在 2017 年的专业教学过程中，A 医学院物联网工程专业面临了一系列问题，包括课程设置不合理、教学任务繁重、师生压力增大、学生学习兴趣缺乏以及“医工结合”人才培养的困境。针对这些挑战，课题组决定采取积极措施，借鉴国内外跨学科教育的理论与实践，并结合多年来在计算机公共基础课程教学改革中积累的经验，重新设计 A 医学院物联网工程专业的课程教学体系和教学方法，进行“医工结合”改革。通过这些实际行动，课题组希望能够验证教师在课程教学研究过程中不断反思和调整教学策略的能力。

1. “医工结合”培养过程的主要问题及成因

高等教育研究的重要意义在于通过教育科研掌握教育的规律，并按规律展开一切教育活动，进而解决人才培养过程中的各种问题[107]。为了避免高等教育研究与高等教育实践“两张皮”现象，需要用教育实践研究方法解决高等教育实践中的具体问题。课题以构建医学院校物联网工程专业“医工结合”培养模式为目标，围绕“解决该专业人才培养过程中的实际问题”，开展“医工结合”课程体系重构、教学创新、实践平台搭建等对策实践。研究也是一线教育工作者运用教育学研究方法来研究与自身职业密切相关的问题，围绕这些问题开展研究、校正、改革或创新等实践，并根据过程中的调控反思，评价先前的决定以及教学改革的过程。由于“医工结合”培养过程中的主要问题将直接影响“医工结合”人才培养的实现，这就需要对主要问题的成因进行研究分析，其步骤包括发现研究问题、界定研究对象、分析问题的原因、研究假设、明确研究目标、选择研究对象与研究方法等方面，为下一步的“医工结合”教学改革奠定基础。

（1）发现研究问题

教学方法改革与创新研究是一种以问题为中心的研究方式，从教师在教学实践过程中遇到的问题或困惑着手，寻求问题的解决方案。课堂是教学的基本单位，是发现问题和检验教育理论的重要场所。在教学领域，教学改革研究的问题源自两个方面：教师直接参与的教育教学实践活动中发现的突出问题；以及在教育实践过程中出现的矛盾或难以一致的意见，即教育教学过程中出现的“两难”现象和难以解决的困境。经研究分析，

A 医学院物联网工程专业培养过程中的问题主要集中在专业课程理论教学和实践教学两方面。

1）物联网工程专业课程的理论教学问题

A 医学院是全国少数几所开设了物联网工程本科专业的医学院校之一。在该专业开办之初，通过系统研究与考察学习，明确了该专业要培养既懂医学又精通物联网工程技术的应用型人才。由于物联网工程专业本身就是一个由多门学科交叉而成的新兴专业，它的基础学科涵盖了计算机科学、通信技术、电子技术三大学科，仅是学习这三个学科的基础知识，就要开设较多必修基础课，加上有医学特色的专业课，整个课程体系将十分庞大。

A 医学院物联网工程专业要培养精通医学的工程人才，就要增加相应的基础医学和临床医学课程，从而进一步导致了课程数量增多、课时任务加重、学生自主学习时间减少等客观问题。经过 2016～2017 年一个学年的专业教学与日常观察，发现上述客观问题已经成为当前 A 医学院物联网工程专业教学面临的突出困难；并且，受有限学制和学校统筹排课的影响，与医学应用相关的知识很难融入进来，教师和学生的“教与学”任务都非常繁重，且不利于“医工结合”人才的培养。如何在有限的在校时间，科学合理地安排课程，达到人才培养目标，成为当前专业建设的重要问题。但要解决这个问题又面临许多“两难”的现象：①“专业有限的授课学时”与“专业必备知识覆盖面广”之间的矛盾；②传统的医学课程知识繁、细，存在课程选择或摒弃的困惑；③物联网工程专业传统实验项目与医疗行业应用存在无从下手和难以融合的问题；④物联网工程专业实习基地与智慧医疗运营场所各自为政的矛盾。但是，教学实践过程中遇到的“两难”现象并不等同于真问题，教学研究需要进行全面思考，以进一步探索事物真相。

2）物联网工程专业课程的实践教学问题

实践教学是人才培养的重要环节，在专业建设之初，A 医学院物联网工程专业实践教学的首要问题是专业开展实践教学所需的教学设施尚不完备，缺乏成熟的建设经验；同时，专业课实验室主要由承担相关课程教学的教师自主申报，缺乏顶层设计层面的统一规划。尽管目前建成的实验室可以满足物联网工程专业实验课程的开课需要，但仅有少量面向医疗行业应用的物联网工程专业实验设备，所开展的“医工结合”实践项目也非常有限。

在专业申报之初，课题组对国内类似培养方向的专业进行了调研，总结了三种不同类型的“医工结合”人才培养实践教学基地模式。

一是校企共建，顶岗实训模式。学校与企业双向参与专业的人才培养，通常企业参与一定比例的校内外实践教学基地建设。人才培养方案中有固定的顶岗实习环节，专业实践教学主要采用企业的设备、围绕企业的生产流程展开。学生在毕业前就与企业深度接触，具备适应市场需求的职业能力。例如，山东济宁医学院的计算机科学与技术专业下设有物联网工程方向，侧重物联网在医疗领域的应用。该专业人才培养采用校企合作“121 质量工程本科应用型人才培养”模式，其中，第一个“1”是指大学第一学年由高校负责通识课程的教育。“2”是大学第二、三学年学习专业基础课和专业课，课程由高校、企业共同开发，共同授课，同时建有校内校外实践基地。第二个“1”是指第四学年到与物联网相关企业实习或顶岗实习，在企业场景中接受一线工程师的指导。这种与企业合作共建专业的形式，使培养的学生在毕业时能够与企业实现无缝对接，毕业即可直接上岗。

二是校医共建，实施场景教学模式。以温州医科大学的信息管理与信息系统专业为例，该专业开设于 2001 年，经过 20 多年的建设，已经成为温州市重点建设专业，培养了大批从事医药卫生及企事业单位信息管理及信息系统分析、设计、开发、管理和评价等工作的优秀人才。该专业采用“学校+医院”模式开展实践教学，以医疗信息化为背景，依托该校 5 所附属医院、19 所非直管附属医院的信息技术中心，以及浙江省智慧医疗工程技术研究中心、温州医科大学联想智慧医疗研究院开展专业教学和人才培养活动，拥有强大的教学实践基地与师资联盟。该专业学生的实践教学以及毕业前实习主要在教学医院进行，学生几乎参与了医院整体信息化建设与医疗信息化流程创新的全过程，见证了温州医科大学“以患者为中心”的一流智慧医院的建设。其场景化的实践教学与重度参与有利于专业学生在学习实践中发现问题、思考问题和解决问题。

三是校际联合培养，同城资源互补模式。该模式即两个以上同城或同区域以医学或工学为主流学科的高校开展合作办学，优化整合教育资源，以应对双方高校各自资源短缺的问题。对于“医工交叉”工学专业，医学与工学的课程和实践分别在医学院校和以工科见长的高校完成。例如，福建医科大学与福州大学联合培养的智能医学工程专业，是“医、理、工”高度交叉的学科，涉及的专业课程涵盖医学、生物学、人工智能、图像处理、机器学习等相关领域工程技术，主要依托福建医科大学基础医学院、医学技术与工程学院、附属临床教学医院以及合作院校福州大学展开课程教学与实践培训。这种根据办学单位办学特色和学科优势开展联合培养，建立跨院校的教学、科研团队、专业协调机构与研究所，不仅可以丰富学生的学习经历、拓宽视野，也有利于校际间保持密切联系，实现师资、教学设施、课程建设等方面的资源共享，有利于取长补短，共同提升合作院校多学科交叉专业的发展水平。

但是，A 医学院当时的建设情况是：既缺乏能够立即参与的成熟技术企业，教学医院自身的信息化建设尚不完善，区域教育资源的整合也面临一定挑战。故上述三种实践教学基地的建设模式都不适用。同时，“双师型”师资队伍尚未建立。A 医学院物联网工程专业需要培养的是社会急需的医疗健康物联网应用人才，实践教学作为人才培养的重要环节，需要专业理论知识、实践能力、科研能力和创新能力俱佳的教师，然而此类教育人才十分稀缺。目前，承担 A 医学院物联网工程专业课程与实践教学的教师一部分是原计算机教研室的教师，在新专业招生之前的近十年时间主要承担该校的计算机文化基础课程，即便之前具备实践经验，也未必能满足目前的专业需求。而另一部分刚入职的中青年教师大多数是从高校毕业后直接到学校工作的，只有少数教师有在物联网等 IT 企业工作的经历。大多数教师在医疗行业领域的应用开发实践经验有限。因此，该专业整体师资的实践教学能力与培养应用型物联网工程专业所要求的工程实践、项目规划、技术创新等方面存有较大差距。因此，如何建设一支既具备扎实物联网工程专业理论知识又有医学知识背景，同时有良好的教育教学能力、实践经验，以及对医、工交叉学科教育有较强把控和创新能力的师资队伍，是摆在 A 医学院物联网工程专业面前亟待解决的问题。

（2）界定研究对象

一般来说，教学实践中的问题和困惑不能立即转化为教学改革研究的问题，为方便问题聚焦，开展深度挖掘，课题研究的涉及面不能过于宽泛，以小见大、见微知著往往能折射出大问题。因此，首先需要探索 A 医学院物联网工程人才培养和教学过程中出现上述现象背后的本质问题。

从对 A 医学院物联网工程专业培养过程所呈现的问题及分析中可以发现，该专业呈现的实践教学问题受高校办学条件、合作企业、师资力量等人才培养过程的外部因素影响较大，并且涉及的高等教育利益相关方较多。而该专业呈现的课程教学问题则受专业自身特点、人才培养目标、人才培养方案、教学目标、教学方法等影响较大。按照教学改革研究选择研究问题的思维策略，尽可能选择研究者有机会参与、学校有能力改变的方面开展教学改革与实施。为此，从以下四个方面进行“医工结合”培养过程的问题界定与原因剖析。

1）划分“两难”现象的种类

分析当前 A 医学院物联网工程专业课程教学出现的“两难”现象归属于何类问题。例如，某个“两难”现象是课程体系设置还是课堂教学设计的问题？是教学方法还是学习策略的问题？还是教师的教学问题，或是学生心理与学习兴趣的问题？但从目前“两难”现象呈现出的问题而言，似乎上述问题都有涉及。

2）从问题的范围来分析

A 医学院物联网工程专业当前遇到的问题是普遍性问题还是特殊个案。就全国开办物联网工程专业高校的数量来看，医学院校开办该专业的比例约为 1%，占比极低。这似乎属于小众群体的案例，单独的个案或许不能证实整体的情况，但亦有助于高等教育研究者探究新事物的内隐知识及其实践理论。并且，从目前独立设置医学院校开设的非医学专业来看，“医工交叉”“医理交叉”专业建设与人才培养过程中都出现了不同程度的“两难”问题。这种情况也存在于大多数独立设置医学院校开设的多学科交叉工学专业中。从交叉学科的视角来看，A 医学院物联网工程专业构建“医工结合”培养模式与人才培养过程中遇到的问题又属于共性问题。因此，A 医学院“医工结合”培养过程中的“两难”现象，亦属于多学科交叉专业人才培养的普遍问题。

3）从问题的形成过程来分析

导致当前“两难”现象背后的原因是什么。在分析 A 医学院物联网工程专业“医工结合”培养过程遇到的问题种类时，发现其归属于多个问题。众多问题背后一定有一个核心问题，若这个核心问题直接或间接导致了一系列的问题，则该核心问题是真问题的可能性非常大。

作者通过对上述问题的逆向推导，辅以访谈调研进行反向思考。通过与 A 医学院专业学生和授课教师访谈了解到：学生深感压力大，甚至有厌学情绪，看似学生心理的问题，但其背后的主要原因是教学计划较为紧凑，特别是大一、大二阶段，学生每周需完成较高课时量，部分课程甚至延续至周末。学习任务繁重，自主学习和思考的时间十分有限。

教学过程中与医学应用相关的知识很难融入进来，体现的是教学方法和教学设计的问题，但其背后的主要原因在于A医学院开设公共课、专业基础课程多，受有限学制和学时的影响，要讲授完整的本专业知识已属勉强，根本无法加入医学应用的教学设计。该专业已开设的医学课程存在难以选择和摒弃的问题，最初印象是教师教学的问题，但其背后的主要原因是物联网工程专业开设的医学课程与该校医学专业开设的公共医学课程《临床医学概论》一样，从教材选择、教学目标、课时、学时安排并无区别。并且，为了方便开展教学、有效利用师资，多采取大合班上课的形式。

在上述情况下，教师想要合理地摒弃或选择专业教学内容，实施有针对性教学的想法似乎不太现实。而A医学院物联网工程专业的实训基地与学校用于开展智慧医疗实训场所的临床医学院存在各自为政的现象，主要原因是临床医学院的实训场所主要考虑医学专业学生的需求，虽然也有面向智慧医疗行业应用的实训设备和场地，但尚未纳入整体的运作，相当于信息孤岛。综上分析，这些“两难”现象背后的原因，不是教师的问题，也不是学生的问题，而是专业的课程规划出了问题，具体来说，是专业课程体系设置的问题。

4）从问题的性质来看该问题的影响与后果

从当前的师生反馈来看，A医学院物联网工程专业的“两难”问题带来的困境已经影响到教师的教学热情、学生的学习兴趣和课堂的教学效果，长此以往，必将影响人才培养质量、毕业生的就业、专业的口碑甚至专业的存亡。所以，A医学院物联网工程专业人才培养与建设过程中的“两难”现象值得研究，解决该问题具有较强的现实意义。

（3）“医工结合”培养过程问题的原因分析

A医学院物联网工程专业“医工结合”培养模式构建过程中出现的问题主要集中在培养过程环节，在办学初期，其原因主要与开设专业时间仓促、办学条件、教学师资、实践基地不足有直接关系。

1）专业建设准备不足

受“学院更名大学”规划的指导，该校物联网工程专业于2015年申报、2016年获批，当年即招生。而就当时承担专业教学二级学院的师资力量和办学条件而言，专业筹备、建设的时间过短。这导致了课程的理论与实践教学效果并不理想。一方面是物联网工程专业多学科的背景，新办学科专业引进师资困难，提升现有师资时间仓促。另一方面是当时全国面向医疗行业应用物联网实践教学基地建设没有现成参考，“医工结合”课程教学配套的实践教学资源也需自行建设。但专业建设并非一蹴而就的事情，需要经过一定的时间沉淀和经验积累。诸多客观因素导致课程理论与实践教学效果并不理想。

2）缺乏“医工交叉”跨学科应用型教师

“医工结合”应用型专业人才的培养对教师的业务水平和实践能力有较高的要求，以物联网工程专业为例，不仅需要教师具备多学科专业理论知识，更需要有良好的实践技术能力，熟悉医、工学科交叉课程及实践教学体系的特点。但是此类教师非常稀缺，一方面是高校教师的入职门槛较高。受高校本科教学工作水平评估、一流高校建设、学校升级、更名大学、专业评估等诸多评价标准对高层次人才需求的导向性作用，高校一线教师的招聘主要面向高学历、高职称、高水平科研成果的高层次人才。这些专业人才的科研能力和理论水平较高，但实践能力或与培养“应用型”人才的需求相距甚远。另一方面，物联网相关专业的硕士毕业生在就业市场有较好表现，博士人才更是深受科技企业欢迎，该专业的硕博人才在北上广深等发达地区的就业前景广阔，薪资待遇高，发展前途好。因而，即便 A 医学院在该校物联网工程专业获批时即开始引进人才，欢迎具备博士学位的人才加入团队。但是连续五年都没有满足应聘条件的人来应征。长期的师资不足制约了专业的发展。2019 年，为了应对物联网工程专业扩大招生对师资的进一步需求，A 医学院将该专业的招聘门槛降低为硕士毕业且有物联网相关行业从业或实践经验的人才，就在较短时间招聘到在国内 IT 行业领先企业任职过的专业技术人才。

3）校外社会实践基地建设困难

一方面是合适的企业难以寻觅。A 医学院以发展医学为主的办学特点，使之前合作单位多为医药企业。该校物联网工程专业自获批以来也洽谈了部分物联网相关企业共建教学实践基地，但合作时间较短，尚未建立长期合作的有效机制。在“实践教学基地数量和形式”作为专业教学评估主要量化指标的驱使下，承担教学的二级学院往往疏于甄选合作单位，不管是否有条件实现“医工结合”人才培养，先纳入合作单位，最后导致签约的合作单位数量多，但真正能实现长期有效合作的少。从博弈论的角度来分析高等教育的利益相关者，企业与高校联合办学旨在实现共赢。例如，企业依托学校的人才优势开展科研项目合作，以解决企业发展过程中的实际问题；或是高校能够培养输送企业所需的急需人才，为企业的后续发展储备人才；再者借助与知名高校合作的机会提升企业的品牌价值。校企双方想实现有效合作的前提至少是能够创造对等价值，对于 A 医学院物联网工程专业而言，医疗健康物联网产业尚不成熟，而该行业领域领军企业的合作门槛很高，专业校外教学基地的建设受到各种主客观因素的制约很大，即便专业在市政府发展规划支持和校院两级的共同努力下，与不少知名企业签约了合作事宜，但依然处于被动地位。另一方面是校际合作难以开展。A 医学院所在城市有数所高校，既有以工学见长的理工类大学，也有综合性的师范类大学。A 医学院也曾考虑和同区域的高校合作联合培养物联网工程人才，但是从专业人才培养的办学条件来分析，同区域高校的物联网工程专业也是新办专业，专业发展、实验室建设、人才培养等方面亦处于起步阶段，有的高校甚至没有开设此专业。并且，对照培养“医工结合”物联网工程人才的专业培养目标，同区域其他高校现有的工学专业教师尚不具备医学知识背景，并不能对 A 医学院物联网工程专业起到互补性的作用。教育资源的有限性和互补性是高校产生合作意愿的重要动力[108]，对于 A 医学院而言，同区域高校暂时没有理想的合作契合点可以产生共享利益，故很难进一步推进物联网工程专业的联合培养。

在这种情况下，A 医学院物联网工程专业只能采用类似温州医科大学信息管理与信息系统专业的实践培养模式，与其多家三甲附属医院信息中心等部门合作。

（4）陈述研究问题与研究假设

教学改革研究需要清晰陈述问题，包括明确的研究对象、问题界定和可操作的研究方法。经过分析，聚焦于A医学院物联网工程专业的“两难”现象，识别出其核心问题为“课程教学体系的问题”。尽管问题表述仍显宽泛，但作为该专业的申报者、主要建设者及教学改革的“当事人”，其思维策略能动性将直接影响研究对教育实践的改进。因此，在识别问题的同时，应提出初步设想或研究假设，为进一步的研究制定操作步骤。将上述现象背后的核心问题表述为“A医学院物联网工程专业‘医工结合’课程体系建设与教学改革研究”，并列出相应的研究步骤。

1）针对“医工结合”物联网工程专业课程体系的重构提出设想

从物联网工程的学科构成中选择一个主要学科作为主线，围绕智慧医疗应用场景设置课程。这样一方面可以结合现有师资和学科优势，避免知识面宽泛，另一方面，突出物联网技术在智慧医疗领域的应用，开设与医用物联网相关的跨学科课程，重点打造以计算机科学与技术为主的课程体系。这样的重构侧重于某一学科知识架构、突出医疗应用特点的专业课程体系，或可以有效解决当前专业教学压力大、知识宽泛不聚焦、学生学习兴趣日渐消磨的问题。

2）关于物联网工程专业“医工结合”教学创新的设想

一方面是对医学类课程的创新。首先，选择或编写适合A医学院物联网工程专业的医学教材，计划按疾病种类编写教学，浓缩、融合基础医学、临床医学各学科的基本知识。其次，讲授物联网工程专业的医学知识要与传统的医学公共基础课授课方式不同，建议将医学知识进行模块化，以临床常见病种为主线构建课程。每章围绕特定疾病展开，整合相关医院流程、诊断标准、治疗过程及关键步骤。这种结构化教学可以帮助教师在有限时间内有效传达知识，使学生对基础医学和临床医学有清晰的整体认识。此外，模块化设计有助于课程更新，确保教学内容与最新医学实践相一致，从而提高学生的学习效率和实际应用能力。另一方面是对该专业的工科类课程教学方法的改革。拟采用基于任务或项目的耦合式教学，以解决医疗行业问题为主线，每门专业核心课程都围绕这个主题展开教学，深化物联网技术在医疗行业的应用。

3）提出建设物联网工程专业“医工融合”实训基地的设想

A医学院物联网工程专业的实践基地主要依托学校附属医院及医疗行业相关的科研、产业合作单位，存在医疗机构实训基地与物联网技术应用场景脱节的问题。因此，建议提前安排学生的集中学习，让他们尽早熟悉实际医疗场景，这将有助于依托A医学院的医学学科优势，促进临床实训基地与物联网工程专业的融合。

（5）明确研究目标

拟通过教学改革研究与实践，解决A医学院物联网工程专业人才培养过程中的两难问题。实现“围绕‘医工结合’人才培养目标，构建适合A医学院物联网工程专业培养模式”的研究目标，并达成以下成效。

1）通过研究促进人才培养质量提升

通过A医学院物联网工程专业“医工结合”人才培养及培养模式构建研究，一方面可以转变医学院校理工类专业教师的教育教学理念，完善教学方法，创新物联网工程与医学、计算机科学与信息技术等学科交叉的人才培养模式，立足于培养善于思考、乐于钻研、创新能力强的应用型物联网工程专业人才。另一方面有利于完善 A 医学院物联网工程专业的课程与教学建设。课题研究探索适合医疗健康物联网工程专业人才的医学教材和授课方式。创新工程应用所需医学知识的课程授课方式，帮助工学专业学生在较短时间内了解医学基础知识和临床医学路径，将有利于“医工结合”人才的培养。

2）通过研究促进就业

以课程体系设置、教学方法创新为研究切入点，突出面向医疗行业应用“医工结合”物联网工程专业人才培养需求，通过教学改革研究，提升专业学生的医、工交叉和跨学科应用能力，使其初步形成应用物联网技术解决医疗行业问题的思维与实践能力。具备“医工结合”素养的学生发展潜力巨大，不仅可为所在地区以及周边省市输送专业人才，也有利于专业教学、科研、就业和对外合作的多项发展。

（6）选择研究对象与研究方法

教学改革研究的实施过程即是验证研究假设的过程。课题研究对象为：A 医学院物联网工程专业课程教学体系建设和教学改革，包括课程设置、教学计划和教学内容创新与课堂教学改革等方面。

教学改革研究的实施对象为：A 医学院 2017 级、2018 级物联网工程本科专业学生。在实施课程与教学改革的同时，加强课堂观察，课题组对上述年级专业学生一个学年 10 门专业基础课开展了至少 30 次的课堂观察活动。通过深入课堂，对教与学的过程进行细致观察，记录教学环节并分析；对比改革教学方法前后学生的考试成绩及作业完成质量。为获得教学改革的反馈信息，在实施期间，分别对参与教学改革研究的师生展开了问卷调查与访谈。调查问卷重点了解学生的学习状态变化、学习过程的感知与偏好、学生自我感知的学习成效，以及学生对课堂教学和专业的满意度等。访谈对象主要为 A 医学院物联网工程专业的 10 位教师以及 2017 级、2018 级的 78 名在校物联网工程本科专业学生，通过半结构式的深入访谈，从多角度了解教学改革研究实施的情况以及师生反馈。

2.“医工结合”课程体系重构及教学改革

A 医学院物联网工程专业明确了“医工结合”应用型物联网工程人才的培养目标，如何在教学内容中体现“医工结合”、如何在教学过程中实现“医工结合”是需要解决的重要问题。课程是教学的基本单位，课程设置和教学计划是指导文档。开展“医工结合”课程教学创新或改革，首先要协调好“多学科交叉专业知识建构”与学时课时的分配关系。“知识建构”是一个动态的过程，即人才培养以时间维度为逻辑起点，按照一定的时间顺序将该专业所涉及的多学科知识纳入专业人才培养系统的知识、能力、素质的学习训练过程中，并以时间为分段节点形成较为稳定的分段式培养。2016 年，在 A 医学院物联网工程专业创办之初，虽然明确了人才的培养类型，要摒弃面面俱到的“通”、突出面向医疗行业应用的“专”。但是该专业最初的培养方案和课程设置还是尽可能多地开设了与物联网工程相关的计算机科学、电子工程技术、信息与通信技术学科的基础课程，以及部分医学课程。然而，经过一年多的教学实践发现：这种宽学科基础、类通用型的培养方案和课程设置并不适合 A 医学院的实际情况。

为此，专业围绕“医工结合”的培养目标，对原有的专业课程体系进行调整，突出核心学科与应用能力培养，开展医、工学科交叉专业的教材建设，并创新教学方法。

（1）修订课程设置和教学计划

虽然物联网工程专业知识涉及四个学科，但 A 医学院该专业的积累主要在计算机科学与技术学科，并且该方向的授课教师多数具备医学背景。故选择“计算机科学”为专业主要学科基础，侧重打造以计算机科学与技术学科知识为核心的医疗健康物联网工程专业课程体系。

首先，结合专业人才培养目标筛选授课内容，并不包括该专业四个学科方向的全部知识，而是在共性知识基础上以“计算机科学与技术”为学科主线，面向解决医疗行业物联网技术问题的应用能力培养，来调整或增设课程，重构课程体系。例如，该专业在 2018 版的专业课程设置和教学计划中删减了电子工程技术学科的部分课程，并压缩了该学科方向课程的总学时，加大了计算机科学与技术学科课程的学时比重。

其次，专业核心课程突出物联网技术在医疗行业的应用以及医疗健康物联网的特色。例如，新的课程设置更替了部分计算机科学与技术学科的课程，开设了“软件工程与医疗软件设计”“医学管理与信息系统”“医疗大数据”“医用传感器”“Android 应用程序设计与医疗物联网应用”“Web 前端”“临床医学概论”“生命伦理学”“重大传染病疫情防治”等面向医疗行业应用的专业课和医学基础课程。调整后的课程设置，突出工学课程的“医工结合”，提高了跨学科课程的比例，注重培养学生在智慧医疗领域开展物联网系统规划、设计、应用与开发能力，为毕业生运用物联网技术优化临床路径、推进智慧医疗做准备。调整后的课程体系包括 14 门通识教育课程、11 门专业基础课程和 12 门专业课程，较之前减少了 26%的专业总学时，为学生自主学习提供了空间。

最后，在培养方案中将学生的实习安排提前，减少理论学时，增加实训学时，以加强学生实践能力的培养。作者受德国汉诺威医学院的汉尼拔医学课程模式启发，对常规本科生最后 1 学年的实习时间提前和扩容，在保证最后 1 学年集中实习时间不变的前提下，每学期新增到医疗卫生服务机构、医药企业、物联网科技公司等用人单位的实训环节。即从第二学期开始，每学期减少五分之一的理论课时用于行业见习，引导学生将专业理论知识与实践技术应用到医疗服务行业的物联网建设项目中去，这样有利于学生在每学期的专业实训中熟悉智慧医院建设所需的物联网工程技术流程，方便学生在集中实习时更快进入角色，为实习后的成功就业奠定良好基础。

（2）编写面向医疗行业应用的多学科交叉工学专业的医学教材

为进一步推进工学专业与医学知识的有效融合，A 医学院物联网工程专业通过学校教务处，组织临床医学院、基础医学院、信息工程学院共同编写适合工学本科专业学生学习的校本医学综合教材。经过前期的调研讨论、需求分析，总结该教材须满足的三点要求。

1）教材受众的定位要精准、针对性强

教材编写根据 A 医学院工学本科专业学生的特点和教学大纲要求，浓缩、整合基础医学、临床医学各主要学科的基本知识，涵盖解剖、生理、病理、预防、免疫、诊断等主干课程；以临床各种常见病种为主线，强调诊断以及治疗的过程，但在内容上力求做到简明精要、重点突出、联系紧密，符合学生的认识规律。

2）教材的脉络清晰、系统全面

这是一部贯通医学各主要学科、廓清临床医学整体脉络的综合性教材，旨在帮助学生较好地了解临床医学各器官系统主要病情的基本原理、临床表征、病情变化的证候要素指标，对临床重要疾病的发生、发展过程有大致认识，为将来医、工学科间的交叉融合奠定基础。

3）注重教材内容的适用性、科学性、启发性和先进性

这对教材编写人员的水平有较高要求，需尽可能地优化内容，剔除非必要知识，做到通俗易懂、语句精炼、主题明确、逻辑性强，并注重医学内部学科间知识体系的综合性和连贯性，突出协作、融合，减少重复。

（3）开展耦合式课程教学改革

受美国学者 Lisa R. Lattuca“综合交叉学科教学法”的启示，A 医学院物联网工程专业要求学生运用专业相关学科理论知识和研究方法，思考、讨论医疗行业问题的解决思路，以培养学生的跨学科思维和将知识转变为解决问题的能力。为更好地实现该目标，结合之前计算机公共基础课程教学的相关经验，决定在物联网工程专业课程教学中继续实施与行业相结合的“任务驱动教学法”，并将其升级为“任务-项目驱动教学法”。即在教学过程中，以课程标准为依据，创设（近）真实的情境；将要解决的实际问题设计成相对独立的任务或项目；以完成项目任务为主线，将教学内容融入项目分解后的具体任务中；交由学生（分组）讨论，然后通过制定计划、独立或分工合作来开展学习活动，并通过对任务完成情况的评估来评价学生的学习成效。

“耦合”则源于物理学，汉语意指一切“既分又合”“既断又连”。课程耦合式教学，指课程体系中各课程之间相互联系的紧密程度，课程模块之间联系越紧密，其耦合性就越强。作者及课题组提出在 A 医学院物联网工程专业中采用基于任务驱动的课程耦合式教学，是在课堂教学改革中以解决医疗行业问题为主线，结合实际医疗工作场景选择若干个主题为项目任务，每门专业核心课程都围绕这些主题展开教学，逐渐丰富利用物联网技术解决医疗行业问题的内涵与深度。

3.“医工结合”实践教学平台建设与实践教学创新

为了有效应对医疗行业对“医工结合”应用人才的需求，A 医学院物联网工程专业加强了实践教学创新，拟通过建立更加灵活和适应性的教学平台，提升培养学生的实际操作能力和专业素养。A 医学院物联网工程专业“医工结合”实践教学创新主要体现在两个方面：一是建设校内外实践教学平台，包括校内专业实验室和校外实践基地；二是根据专业培养目标打造面向医疗行业应用的实践教学课程，逐渐形成“医工结合”实践教学模式。在时间紧迫、硬件条件和师资力量都不足的情况下，该专业主要从以下几方面开展建设。

（1）创新物联网工程专业“医工结合”校内外实验平台建设

1）资源共享，建设校内“医工结合”教学与研发平台

自 2016 年 A 医学院物联网工程专业获批，该专业便开始了专业实践教学基地的建设。一方面是积极申请上级经费，开展物联网工程专业实验室的建设。截至 2018 年 11 月，该专业建有物联网实验室、射频与传感器实验室、无线传感网实验室、计算机组成原理实验室、模拟电子实验室、微机接口实验室、单片机实验室、大数据与网络实验室，能全面开展物联网工程专业基础课与专业课的实践教学。另一方面是着手开展专业科研与产业孵化平台建设。2017 年，专业团队申请的“物联网工程研发中心与创客平台”获批中央财经省部共建项目资助近 400 万元；2016～2019 年获批教育部产学合作协同育人项目 3 项，获得各级各类专业项目建设经费 700 余万元。

为体现面向医疗行业和医学应用的特色，专业建设团队积极申请上级经费，用于建设校内“医工结合”应用研发中心。专业于 2018 年按照省级重点实验室的标准申请建设智能医疗工程研发中心，主要面向物联网工程及校内其他理工类专业。该中心集多个学科的基础实验、专业工程实训、应用研发于一体，支持院内师生进行专业实训和产品创新设计，开展智慧医疗、虚拟现实与智能医学工程方向的研究与创新项目。与德国汉诺威医学院的“开放跨学科技能实验室”类似，该中心可以支持学生在非教学时间开展操作技能实践。开放式的工程研发中心，也可以支持物联网工程专业学生开展无线传感器网络、医疗大数据、医用物联网安全与组网技术、智能医用终端与物联网应用、嵌入式操作系统等课程的实验与实训操作。智能医疗工程研发中心促进了校内医学、工学、理学专业互通，通过该平台，院内师生可以共享资源、协作项目，全面提升了整体科研能力和教学服务水平。

经过四年多的建设发展，A 医学院物联网工程专业实验室建设颇具规模，物联网教学设备的配置高且齐全，不仅为培养符合专业培养目标的物联网工程专业人才奠定基础，同时丰富并拓展了 A 医学院医学影像技术、生物信息、生物制药、生物医学工程、智能医学工程等理工类专业与医疗行业应用的交叉创新，极大提升了本专业教师们的科学研究能力，近年申请的医、工交叉学科课题屡获省、市、国家级课题立项。

2）借船出海，开展校外实践基地建设

鉴于学校的实际情况，参考其他医学院校工学专业的实践教学模式，A 医学院物联网工程专业主要采用“校医共建”的形式。该专业学生培养采取“3+1”实践教学模式，即前三年校内培养兼每学期末行业见习，第四年主要在临床教学医院实习。目前，当地多所三甲医院是 A 医学院医疗健康物联网与智慧医疗的实践、实习基地。该校附属医院信息中心 70%的技术人员拥有教师资格证，承担了专业实训任务。这些工程技术人员长期在医院工作，熟悉医院和临床工作流程，同时具备工学与医学知识素养。因此，该校第一附属医院信息中心承担了物联网工程专业《医学管理与信息系统》课程教学以及每学期末的行业见习和每年毕业生实习任务。为了提高教学成效，学校和医院教学主管部门多次召开专门会议，讨论物联网工程专业教学、行业实训和带教实习的注意事项和实

习标准，要求医院带教导师在指导学生专业实训或毕业前实习时，能以医院各个临床科室、功能科室的特点为主题，融合医院、医保、医药等工作流程，穿插临床医学路径知识，引导学生探索用物联网技术解决医疗行业问题、优化医院服务，提高临床医生工作效率，改善患者就医体验。

随着物联网工程本科专业学生的扩招，A 医学院其他几所直属三甲医院信息中心也将陆续承担学生实训、毕业生实习带教工作。除了充分利用校内资源，该专业教师也积极利用学校的办学优势和区域医疗领先地位的特点，积极开展与地方物联网龙头科技企业、公共事业单位的合作，搭建提高专业、学术水平的交流平台。通过校、院两级的支持，目前已有多家省内外著名物联网科技企业与专业达成了科研合作与人才培养意向。该专业还将继续加强校企合作，探索医学院校与物联网产业、医疗服务机构、物联网科技企业、相关行业开展科研合作和联合培养人才的机制，共同打造“物联网工程产教研融合实践教学基地”。

（2）创新物联网工程专业“医工结合”的实践教学方法

1）将行业流程、科研项目融入实践教学

A 医学院物联网工程专业教师非常注重培养学生的实践能力，经常探索课堂教学创新方法，以充分发挥学生的主体地位和教师的主导作用。在日常实践教学中，继续贯彻“医工结合”任务驱动教学法，不断探索如何将工程问题、“医工结合”相关问题引入学生的日常学习当中。任课老师根据教学大纲的授课要求将知识点与行业流程相结合，拓展医疗行业物联网应用的实践教学案例。专业课程耦合和项目迭代让学生完成一个个具体的项目任务，帮助学生熟悉物联网感知层、网络数据层和终端应用层的开发，培养学生自主学习能力、团队协作能力、创新能力、职业素养和持续学习发展能力。

2）在实践教学中采用项目式的迭代训练

受德国汉诺威医学院汉尼拔三级螺旋式学习模式的启发，A 医学院物联网工程专业教师达成了统一思想，即从第一门专业课“物联网导论”开始，明确专业发展方向，制订学习规划，每位学生选择一个项目任务或问题开展课程实践与研究，并有一名指导老师负责该学生从大一到毕业的实践项目全过程，指导教师即“项目经理”。在之后的专业课中，学生可以延续该项目思想进行深入研究，不断完善和充实项目内容。该同学的专业课程实验任务也紧扣其自选的研究主题，提交的实验作业也围绕该项目进行。

例如，某同学通过“物联网导论”课的学习，对医院导诊人手不足、医院各科室地理布局复杂等引发“就医难”和“就医慢”的现象，提出用定位技术来搭建院内就医导航系统，并设计研究框架。在接下来的“软件工程与医疗软件设计”课程的实践环节，他将继续围绕该问题开展符合软件工程教学授课内容的“可行性研究、需求分析、总体设计、详细设计”，对如何设计“院内就医导航系统”进行软件工程相关的问题研究，并完成相应实验任务；在“射频技术与无线通信”课程阶段的实验环节，将着重解决该系统在物联网感知层的硬件架构和传输层网络通信的环境搭建；在“医疗大数据”课程阶段的实验环节将着重解决搭建该院内导航系统涉及的数据采集与分析问题；在面向终端程序设计的课程“Java 程序设计”“Android 应用程序设计与医疗物联网应用”“Web 前端”课程阶段，将围绕如何通过算法和程序代码来实现“院内就医导航系统”的诸多功能，并进行编程开发与调试。学生通过一系列课程迭代式的实践，加强了对物联网工程知识体系的理解，提升了实践操作能力。与此同时，该专业还要求每位学生以自己选择的项目为依托，持续优化和深化研究，为将来毕业设计和就业做准备。

A 医学院物联网工程专业教师在大学一年级下学期便指导学生申报本科生创新课题和参加校内外的竞赛，大学二年级、大学三年级时申请专利和发表研究论文，大学四年级时进行实习训练和毕业设计，确保每位学生在毕业时至少有一项自己主持的项目、论文、专利或软著。这个做法也大大减轻了最后一学年毕业实习带教老师的工作强度。

3）将“医工结合”行业应用与创新思维融入师生的教学与科研

培养学生的创新精神和实践能力是专业教学的重要目标，A 医学院物联网工程专业的实验课程建设，并不局限于传统的物联网工程专业课程实验与校内实训，还将专业人才培养与学校、医院、医疗行业以及物联网企业的需求相结合，通过科研、行业见习和创新创业活动培养适合行业与企业需求的“医工结合”物联网应用型人才。

首先，把“医工结合”的专业思想尽早传达给学生。在 A 医学院物联网工程专业开办之初，专业定位和发展方向不清晰，“医工结合”专业课程体系建设也不完善，配套实验室尚未建成验收，加上教学计划前两学年以公共课和专业基础课为主，缺乏对学生专业思想的及时了解，导致专业学生对学习方向和未来发展很茫然。学生的专业思想不稳固、学习目标不明确、学习动力日渐消退成为老师们面临的普遍难题。为了让学生尽早了解专业学习目的，找准主攻方向，作者将原计划安排在第三学期的首门专业课——“物联网导论”提前到第二学期讲授。自 2018 级开始，学生在大一下学期就开始学习物联网工程专业课，并将“物联网导论”课程的 100%理论授课更改为理论课占比 25%，实验课占比 75%。专业导论课前置，使专业学生进一步明确了 A 医学院物联网工程专业的学习目标，认清了自身的优劣势和兴趣方向，为后续的专业学习奠定了稳固的基础。

A 医学院物联网工程专业通过导论课程对学生的引导，实现三个“尽早确定”目标：①每位同学尽早确定物联网学习的主攻方向；②每位同学尽早确定准备研究的项目主题；③每位同学尽早安排一名指导老师。其中，“尽早确定学习主攻方向”是考虑物联网的技术发展较为全面和精细化，有面向感知层的硬件技术开发，有面向传输层的网络技术支持，有针对各个领域的前端应用、数据分析、后台程序开发等，如何在有限的本科四年时间内学有所成，越早了解专业人才培养特点和学习的主攻方向将有利于学生结合自身的学习特长、早做规划，达到优势的充分发挥。“尽早确定项目研究主题”则为后续课程的实践教学开展项目制迭代教学，培养本科生的应用能力、创新能力，并为顺利毕业奠定基础。“尽早确定导师”是为更好地发挥每位教师的优势专长，根据学生的主攻方向安排相应的导师全程指导直至毕业，有利于系统地培养学生，也增强了任课教师的责任感。

其次，让专业学生参与教师的课题研究。科研实践对巩固学生所学的理论知识有重要帮助，也是培养学生专业应用能力、实现“医工结合”教学创新的重要途径。A 医学院物联网教研室老师一方面利用学校及所在地区的政策优势、医疗资源和服务环境，积极开展“医工交叉”“医工结合”方向的科学研究。自 2016 年该专业招生以来，专业任课教师获批了国家自然科学基金、省自然科学基金、省科技厅重点研发项目、省教育厅科技项目、省社会科学规划等科研课题，获得纵向科研经费资助 150 余万元。另一方面，探索如何将“以传授知识为主”的校内教育实践，“医疗健康物联网和医疗服务机构”的实际问题，以及“培养学生跨学科思维与创新能力”的科研训练三者有机结合起来。A 医学院物联网工程专业教师通过科研反哺教学，推动“医工结合”实践教学创新。例如，面对 2020 年新冠疫情的挑战，教师们积极申报课题，探索物联网感知识别技术的应用，并将学生纳入项目中培养实践能力。在传统实验基础上，结合科研课题，通过综合项目实验，提升学生解决医疗实际问题的能力。同时，学院还将创新创业教育纳入第二课堂，自 2018 年成立物联网创新创业孵化中心以来，教师们利用业余时间指导学生开展相关项目，增强学生的实践能力和创新意识。通过这一系列举措，学生在申请专利和参加竞赛中取得了显著成果，激发了学习兴趣，并巩固了理论知识，形成了可持续发展的教学模式。

此外，医疗健康物联网相关的应用技术研究、科研成果转化和产业化推广工作也逐步纳入学校发展议程。在校院两级的积极推进下，物联网工程专业师生们研发的“医疗健康物联网”应用产品已经初见雏形。此外，A 医学院还出台了系列举措推动学校和附属医院的物联网学科建设，包括设立医用物联网科研专项，鼓励教师积极参与附属医院智慧医院的物联网建设；启动“智慧校园”平台建设，在校园内建设物联网示范区等。随着 A 医学院物联网工程专业在“物联网+智慧医疗”研究方向陆续产出成果，在学科交叉中不断丰富专业内涵，逐渐形成符合学校发展实际的“医工结合”培养模式。

综上所述，A 医学院的“医工结合”物联网工程专业创新方案不仅顺应了时代的发展趋势，还有效应对了当前医疗健康领域对复合型人才的迫切需求。通过对专业定位的深入研究与分析，A 医学院明确了培养目标与方向，形成了既关注理论知识又注重实践能力的教学体系，为培养能够融合医疗与工程知识、具备实际操作能力的人才奠定了坚实基础。在未来的实施过程中，A 医学院还需持续关注行业动态与市场需求，灵活调整课程设置与培养方案，确保教育质量与社会需求的有效对接。

第 6 章 “医工结合”培养模式的构建方案

“医工结合”培养模式是办学单位在高等教育理论和跨学科教育思想的指导下，为实现“医工结合”培养目标和规格，通过跨学科课程教学、项目实践、专业培养等与医、工交叉学科相关的教育活动，实施跨学科知识重构、课程教学创新、实践平台建设等打破学科壁垒的培养过程。构建“医工结合”培养模式受多种教育因素的作用和影响。本章将结合前几章的研究基础，从“医工结合”培养模式的构建原则、培养方案的内容和实施策略三方面介绍医学院校“医工结合”培养模式的构建方案。

6.1 “医工结合”培养模式的构建原则

培养模式是为培养目标服务的，培养目标体现了一定教育理念、基本规格要求和质量标准，是教育实践活动指南[109]。在构建“医工结合”培养模式时，不仅要明确社会和行业对“医工结合”人才的需求，还要遵循跨学科教育的发展规律。在此基础上，培养模式还应综合考虑学校的学科资源、师资力量、设备条件等因素，形成一个能够平衡医学与工学学科交叉的创新型教育体系，保障医学与工程领域人才的协同培养，进而满足医疗和教育对“医工结合”专业人才的迫切需求。

6.1.1 符合学校、行业与社会发展的需要

培养模式的设计应服务于具体的人才培养目标，这些目标则反映了教育理念、学术标准和质量要求，而制定人才培养目标又必须依据一定的教育目的和社会发展需要，遵循人才培养规律和学校的办学条件。因此，构建医学院校“医工结合”培养模式，既要依据社会发展对“医工结合”人才培养提出的要求，符合医学与工学学科交叉专门人才培养的规律，还需根据学校办学的学科、师资、教育装备等资源条件，制定相应的方案。目前，我国“医工结合”人才培养主要面向医疗行业应用需求，在一定程度上体现了临床医学与工程技术的相互融合。物联网、人工智能、大数据等新兴科技与产业革命使现代医学进入新的发展阶段，推动了医学与工学交叉学科的发展，创新了多学科交叉专业教育，也使社会对“医工结合”人才的需求不断提升。构建“医工结合”培养模式既要做好传统单一学科的知识传承，又要面向医疗行业的实际需求，还要回应新兴科技发展带来的跨学科应用需求，并尽可能缓解高校人才培养与社会需求之间的不匹配程度。现阶段，我国社会发展对“医工结合”人才的需求主要体现在两个方面。

其一，是医疗卫生健康事业发展迫切需要的“医工结合”人才。“医工结合”是生命科学与工程技术的交叉、融合，我国城市公共卫生基础数据库、数据交换平台、数据

分析与处理等体系建设的不断完善，生物医学工程、医学影像技术、生物信息等领域疾病检测预防技术的发展，以及生物医学仿真技术、物联网技术的应用不但能使城乡居民随时掌握自己的健康状况，获取全程的健康管理服务，还可帮助医生提升诊疗效率，促使医疗资源分配的合理化，实现病人从挂号、诊疗、检查、治疗、随诊等全过程的智慧医疗管理。医疗卫生健康事业发展和医疗信息化发展需要上述这些“医工结合”人才作为技术保障。因此，“医工结合”人才应该突出医、工学科交叉的专业知识架构，并且能围绕医学实际问题展开医、工学科交叉领域的协同创新；同时具备医、工交叉的跨学科思维和技术应用能力。

其二，是高校在发展“医工结合”所需要的跨学科教育人才。现代医疗健康卫生应用领域大量引入新兴“医工结合”技术来解决行业问题，高等医学院校也持续提出“医工结合”教育理念，为培养“医工结合”人才提供新思路，但目前非常缺乏从事“医工结合”教育的人才。由于从事医、工学科交叉研究、教学与人才培养的人员与研究跨学科高等教育问题的研究人员往往不是同一批人，导致所探讨的研究假设缺乏及时、可靠的验证。这就容易出现理论研究与实际应用相脱节，使计划中的“医工结合”人才培养方案处于空中楼阁，导致“医工结合”人才培养目标和医、工交叉学科可持续发展的规划难以落实。这就需要高校建设涵盖医、工学科交叉或跨学科的研发人才，以及从事“医工结合”教育教学、实践能力培养的教师和工程师，即兼具“医工结合”交叉领域研究、跨学科课程教育、面向医疗行业应用的高层次、复合应用型的教师队伍。

6.1.2 顺应跨学科教育与人才培养的规律

医学与工学的交叉结合是“医工结合”培养模式区别于其他人才培养模式的本质属性和独特之处。因此，构建“医工结合”人才培养模式既要体现“医工交叉”跨学科的教育思想，又要思考如何实现这个目标，并形成较为稳定的教育运行方式。人才培养目标、课程设置、教学内容、教学方法、教学评价等教育教学过程，以及培养评价等环节，都需要对该本质特征有所体现。

首先，跨学科教育的关键在于促进不同学科之间的知识融合和互补，使学生能够从多个角度看待问题并提出解决方案。医学和工程学虽然属于不同的学科领域，但两者在解决医疗技术难题时具有高度的协同性。构建“医工结合”人才培养模式需要在课程设计中整合医学与工学的核心知识，并建立跨学科的知识体系，打破传统单一学科的教学模式，使学生能够灵活运用跨学科知识应对复杂的医疗问题。这一特点决定了“医工结合”培养模式的课程内容应具备广泛的学科覆盖面，既包括临床医学基础，也涵盖工程技术应用。

其次，跨学科教育强调理论与实践的紧密结合。在医疗应用领域，“医工结合”技术的实际应用和问题解决能力尤为重要。因此，医学院校在实施这一模式时，必须设计丰富的实践环节，包括临床实习、工程实验和校企合作项目，确保学生能够在真实场景中运用所学知识，增强他们解决实际问题的能力。通过实践导向的培养模式，学生可以深刻理解医工结合的复杂性，从而更好地适应未来的职业需求。

最后，创新能力的培养是跨学科教育关注的重点。医工结合领域的快速发展和科技进步要求人才具备前瞻性思维和创新能力。这就要求在人才培养过程中，不仅要传授现有的知识与技能，还要激发学生的创造力，鼓励他们在学科交叉领域进行探索和创新。高校应通过多元化的课程体系和创新型项目，培养学生提出新方法、新技术的能力，以应对医疗健康行业不断变化的需求。

尽管我国高校的跨学科教育目前尚处于起步阶段，但可以从现有的国内外跨学科教育研究与实践中获得启示。例如，可以通过开设跨学科本科专业、设置跨学科课程、依托跨学科项目、校企协同育人、开展多学科交叉专业教育等途径实施跨学科教育。开设涵盖多学科知识的通识课程、提升学生的多学科知识储备，与行业应用相结合培养学生的跨学科思维与应用能力等，是国内外高校开展跨学科教育的成熟经验。这些经验是实施“医工结合”跨学科教育与人才培养的重要参考。

总体而言，构建“医工结合”培养模式需紧扣社会和行业对人才的需求，遵循跨学科教育的规律。构建“医工结合”培养模式不仅涉及医学与工学知识的交叉与融合，还必须在课程设计中充分考虑学校的学科资源和教学条件，以实现人才培养目标的有效落实。同时，该模式需要在实践中不断完善，通过丰富的实践环节促进学生在理论与实践中的双向提升，并鼓励创新意识的培养。只有在遵循这些原则的基础上，“医工结合”的人才培养才能更好地满足行业发展和社会需求，为医疗卫生事业的进步提供强有力的支持。

6.2　“医工结合”培养模式的方案内容

“医工结合”培养模式在不同高校的发展程度不同。综合类大学的学科门类多、优势学科多，交叉学科发展相对成熟，“医工结合”往往是综合类大学培养跨学科拔尖创新人才的一个方向，人才培养的主要途径包括基于“跨学科课程”、依托“跨学科人才培养专项”，以及通过“产教研融合协同育人”。独立设置医学院校主要利用“专业教育”实施“医工结合”人才培养，从传统的“医工交叉”专业扩展到多学科交叉工学专业，不同专业的人才培养处于不同阶段。受办学条件、交叉学科师资力量和教育教学资源等条件的影响，独立设置医学院校的“医工结合”人才培养大多处于探索阶段，反映了医、工学科交叉人才培养的共性问题。本节将围绕人才培养目标和规格、培养过程、评价与保障机制等方面，提出独立设置医学院校“医工结合”培养模式的构建方案。

6.2.1　精准的培养目标定位是“医工结合”培养模式的基础

培养目标决定了专业的课程设置、知识体系和组织方式。医学院校要构建“医工结合”培养模式，首先需要从源头把关，根据学校的办学实际理性开办多学科交叉工学专业。其次，对所开设的多学科交叉工学专业要有精准的定位，明确人才培养类型和“医工结合”培养目标。当人才培养有了明确、清晰的定位，“医工结合”专业教育将更有成效，“医工结合”培养模式构建才更容易实现。

首先，明确人才培养的类型至关重要。不同类型的高校，办学背景和资源条件不同，发展定位不同，人才培养目标也各不相同。办学单位须根据学校的实际情况，准确选择所培养的“医工结合”人才是“专才”“通才”或是“专通并重”人才。但社会与历史的发展经验也表明，完整的大学教育须兼顾通识教育与专业教育[110]。“通才”教育或“专才”教育有侧重程度的区别，并非对立关系。“宽口径、厚基础”、大类招生等通才教育模式多见于综合类大学，侧重培养具有较宽广学科基础理论和专业知识、开发技能，能够适应不同行业应用需求的拔尖创新型或复合型人才。应用型高校则倾向于采用“专才”教育模式，尤其是医学类院校，侧重培养面向医疗健康卫生服务领域和医疗行业的高级应用型人才，即专职从事医疗健康相关行业的专门人才。尽管在当前教育界中通才教育仍然被广泛倡导，但对于培养应用型人才为主的独立设置医学院校而言，人才的就业去向较为明确，职业针对性强。在有限的本科培养时间内，采用“通才”培养模式可能会削弱人才培养的针对性，实施以“专才”教育为主的人才培养或更能把握培养重点并办出特色，有利于提升“医工结合”本科人才的就业竞争力，满足行业与职业的双重需求。在目前医疗行业对工程人才需求严重不足的情况下，开展“医工结合”本科人才培养应强调其应用性，但考虑到物联网工程等新兴多学科交叉专业的人才培养涉及的跨学科教育创新，所培养的人才通常具有“一专多能”的特点，体现出明显的复合型人才特征。因此，开展“专通并重”的复合应用型“医工结合”人才培养可能更符合医学院校的办学特点，同时也能更好地满足社会与市场的需求。然而，人才培养目标并非固定不变，随着办学单位的办学条件、学科建设和跨学科教育水平的发展要进行不断调整。

其次，制定人才培养的规格不可忽视。在明确了“医工结合”人才培养目标后，还要从学生的知识、能力、素质等方面提出具体要求。培养规格是实现人才培养目标的具体方法和途径，它使人才培养更具操作性，更有利于培养目标的实现[111]。通过探索符合本校实际与行业应用需求的专业教育，可以使学科知识体系构建、课程体系设置、教学方法创新贴近行业应用需求，推动培养过程、培养评价等培养模式其他要素与“医工结合”人才培养目标相适配。例如，医学院校物联网工程专业的“医工结合”培养模式，其专业定位、培养目标、培养方案、教学计划，毕业生在专业理论知识、操作技能、跨学科思想等方面的考核标准要符合医疗卫生服务行业对物联网技术的需求。同时，专业课程体系、教学内容与实践能力的培养应体现面向医疗行业应用的复合应用型“医工结合”人才特点，培养评价则要突出专业学生运用物联网知识和技术解决复杂医疗行业应用问题的能力。

6.2.2 创新的培养过程是“医工结合”培养模式的实现路径

当办学单位提出“医工结合”的人才培养目标后，随之而来的许多问题基本与如何

“结合”有关，包括医学与工学学科的交叉、跨学科课程的形式，教学设计以及教学成效，参与交叉学科课程教学的师资队伍建设等。因此，人才培养过程是现有“医工结合”培养模式出现矛盾现象最多的环节，也是“医工结合”培养模式建设的重点。帮助专业学生构建“医工结合”的学科知识体系、创新跨学科教学方法是“医工结合”人才培养的难点。研究实践发现，重构课程教学体系，创新跨学科课程教学方法，打造有利于跨学科教学与实践的环境，是构建适切的“医工结合”培养模式的实现途径。

1. 重构“医工结合”多学科交叉课程体系

“医工结合”人才培养是一种典型的跨学科教育，它通过开展一系列的医、工学科交叉教育活动培养学生运用多学科知识去解决复杂医疗行业相关问题的综合能力。美国学者 Lattuca 在《跨学科是否促进学习的理论支持和研究问题》一文中提出：“跨学科教育的目标是培养学生用多维的视角分析、比较事物，通过对多学科知识的学习与整合，形成能够有效鉴别研究对象之间的联系，并能够综合运用多学科的知识去解决复杂问题的能力[112]。”

课程体系建设与专业课程教学是实现人才培养目标的核心和落脚点，开展基于学科交叉的课程体系建设是实现“医工结合”人才培养的必经之路。我国常见的跨学科课程体系按授课进度可以分为基础知识培养阶段、学科及专业方向课程学习阶段、应用多学科的交叉知识解决实际问题阶段。对于处在“医工结合”探索阶段的新兴多学科交叉工学专业而言，“通用型”的专业课程设置无法实现“医工结合”人才培养的目标。其课程体系应体现跨学科教育的思想，通过删减、精选、重组、建设面向医疗行业应用的跨学科课程群，突出“医工结合”人才培养特色。

课程是实施教学计划的单元，是专业人才培养的基石。传统基于单一学科的课程设计，或从多个单一学科选择知识单元进行简单叠加后编排的课程，是“形连而神不连”的假性结合。“医工结合”课程体系建设并非对不同学科知识进行拼凑或叠加，而是通过重构。通过对课程的“医工交叉、融合”改造，实现其对医学、工学学科知识的整合、转换和应用，进而构成完整的跨学科知识体系。在此基础上开展相应教学，旨在培养学生形成跨学科思维和解决复杂问题的综合能力。

（1）通识教育课程的建设

从知识论的角度来说，培养完整的人使其获得更多的知识是通识教育的重点。通识教育也是培养科研重要素质——“自由的思想”的重要措施。在 2007 年，美国哈佛大学公布的新一轮本科生课程改革方案中，提及该校本科生必修核心课程涵盖了“自然科学、逻辑推理、社会科学、人文学科”四大学科门类，以培养学生的跨学科思维力和解决复杂问题的综合能力。哈佛大学这种基于“多学科知识共生”[113]的课程体系有效地提升了学生的综合素养，学子们自由的思想、科学的精神、批判的思维也使该校的人才培养享誉世界。通识教育在“医工结合”人才培养中的意义在于，通过培养学生广博的知识，帮助他们养成跨学科思维以及综合应用多学科知识解决问题的能力。

鉴于世界名校多学科课程体系构建的启示，作者认为，要培养“医工结合”人才，在专业开设通识课程时就应认真思考通识课程的作用和定位。“多学科交叉专业开设的通识课程是专业课程的延伸与拓展，还是学科窄化专业教育的有益补充？”医学院校在培养“医工结合”人才时，学校的通识课程需起到“融会贯通”的作用，促进多学科知识的整合。即在面对具体的研究问题时，能够从多学科的视角探索问题，用跨学科的方法解决问题，还能通过与人的交流与合作，达到不同专业与文化间的沟通与平衡[114]。因此，跨学科通识教育需起到连接多学科专业课程的桥梁作用。只有有效连接，才能成为有益补充，进而实现深入拓展。

（2）专业基础课程的建设

研究发现，医学院校的工学专业往往通过“宽口径”培养“医工结合”人才。例如，物联网工程专业的专业基础课通常根据专业的学科构成，按一定学科比例或通用培养标准组合形成课程群。然而，实践证明，“宽口径”教育的课程设置并不适合应用型高校以及物联网工程专业这类面向行业应用的多学科交叉工学专业人才培养。对于此类专业，在设置专业基础课时需先确定一个主干学科，再搭建“以该学科课程为核心、其他学科课程为辅助”的课程体系框架，并把有利于实现专业人才培养目标的典型应用纳入进来。

其一，在选择专业基础课程时，不仅要符合该专业现行的专业课程通用标准，还要围绕“医工结合”人才培养目标，体现专业基础课为专业课奠定学科知识基础的原则。因此，在专业基础课程的选择上，既要体现多学科交叉专业的学科渗透性、面向医疗行业应用的前瞻性，还要有利于后期专业课程的学习，以及培养学生运用多学科的理论和方法，解决综合、复杂问题的能力。

其二，在专业的课程设置、教学内容、课程设计上应突出应用性，以及与具体应用行业知识的结合性。需要对通用型的标准课程进行精简、突出重点，根据行业应用需求和办学单位的优势特色重构专业的“医工结合”课程体系。

其三，注意与职业院校的应用型人才培养有所区别。例如，开设基于多学科交叉知识的跨学科创新类课程，在其教学内容和实践项目的甄选上，应突出培养学生的跨学科研究思维和对课程知识体系的综合应用能力。

（3）专业课程的建设

专业课程教学是培养“医工结合”人才最重要的环节。多学科交叉工学专业的专业课程设计需要将相关学科的知识联系在一起。需要思考的是，是否按照传统学科的结构划分来组织课程内容，还是按照人才培养目标和行业应用需求来甄选、重组课程，以形成新的专业课程群。医学院校多学科交叉工学专业的人才培养要体现“医工结合”的应用性，除了需要建立多学科交叉的跨学科基础课程群，还要在应用层面打破多学科交叉和面向不同行业应用带来的隔阂，真正将专业的理论性与实践性结合起来。因此，专业课程设计要基于“问题导向”。

本科教育经常采用基于教学大纲或主题的教学过程设计，这是根据课程知识主线设计问题，再引导学生从已有的解决方法中获得标准的、预知答案。这种线性的教与学，提问与求解的专业课程学习，虽然有利于培养学生根据已有理论知识和实践经验精确定位解决问题，但也使学生形成惯性思维。标准答案解题过程不利于现实世界复杂问题的解决。在现实的医疗行业应用中，有无数问题是全新的、未知的，并且没有成熟的经验可以参考。基于“问题导向”的专业课程设计，将具体的医疗行业应用问题变成一个个研究项目，从多学科交叉的角度开展思考，形成策略。再通过项目研究或对策分析的方式，对课程进行整合。这种专业课的教学设计是半开放式的，专业基础课用于奠定学科知识基础，根据行业应用实际开展课程设计、整合是跨学科课程重构的重点。

课程重构不是简单的专业课程叠加，而是基于广泛调研与实地参与，通过校医合作、校企合作，将“学研结合、医工结合”落实到专业课程的建设中去。与传统单一学科为主的专业不同，它是对多学科知识与行业应用相结合后的专业课程，是模拟工程技术在社会、行业、产业应用后的重新探索，是对医学领域、医疗服务行业真实问题的深入思考。这种提前进行职业能力与综合素养培养的专业课程学习，可极大地激发学生的学习热情，并有利于培养学生解决复杂医疗健康工程问题的能力和创新思维。

2. 实施由“传递知识”转为“构建思维”的跨学科教学方法创新

培养过程是构建培养模式的关键环节，可以说专业人才培养的每一个进步都离不开教学方法的创新。可谓“痛在点上的”是教学，改到实处的是教学，见到成效的依然是教学。基于对医学院校多学科交叉工学专业师生的访谈，结合多年的专业建设与课程教学体验，作者认为医学院校“医工结合”课程教学改革应该实现由“传递知识”转为“构建思维”的教学方法创新。

（1）开展系统化与开放化相兼容的课程体系创新

传递专业知识是开展教育活动的重要内容。从宏观层面上看，知识观影响着教育思想、教育过程、教育结果与学生发展。医学院校工学专业需要建立一个系统化的多学科交叉课程体系，既具备单一学科的专业性，又具备多学科交叉性的特征。“医工结合”人才培养目标驱使专业建设者与任课教师对专业课程知识进行跨学科的应用重建。其重建过程是知识合作与再生产的增长过程，属于“后现代知识观”的研究范畴。

后现代知识观建立在现代知识观的批判基础上，主张对不同知识有不同的理解和表达方式[115]。在医学院校多学科交叉专业的知识创新方面，要建立各学科核心知识之间的逻辑关系。不仅要冲破原有单一学科的知识界限和研究壁垒，还要综合多学科知识开展相互协作的跨学科教育与研究。专业课程设置既要注重基础性、综合性的理论积累和实践能力培养，又要关注跨学科知识重构的创新性、行业应用性和适应社会发展的包容应变性。

“医工结合”课程体系构建不仅需要以合理的顶层设计为引导，还需要以开放的医、工学科交叉课程教学为支持，更需要以跨学科的师资与办学条件为保障。从顶层设计来说，课程体系设置要体现“医工结合”的教育思想。就课程教学而言，重点是将工程技术应用于医疗行业或相关领域，实践教学由“以单学科、单应用为主”转变为“以跨学科、团队协同创新为主”。在教学保障方面，须突出培养教师“医工结合”整合能力和项目组织能力的制度机制，并持续通过省部共建、市校各级资助计划来优化教学环境。

在师资建设方面，大量引入“医学+工科”的双师型人才，或与行业龙头企业合作协同育人，实现校医企“产教研融合”和“医工结合”人才培养。

（2）重视课程教学的跨学科应用与教学反馈

课程教育的主要活动包括“教”与“学”，现代课程教学的核心职能不仅在于知识的传递，更在于知识的创造。为实现“医工结合”人才培养模式的目标，专业课程教学需在有效传达学科知识的同时，着重培养学生掌握多学科交叉知识的学习方法和综合应用能力。这一过程需要认知科学、教育控制论以及教育技术学等理论的指导。

在此背景下，“医工结合”课程教学不仅是对工学和医学学科相关课程知识的传播，更是授课教师基于在医、工学科交叉领域的研究和教学经验，引导学生探索医学卫生健康与工程技术相关的跨学科知识。因此，教师在教学过程中需具备扎实的专业知识和跨学科的视野，以更好地帮助学生融会贯通。

为了解决“医工结合”课程教学过程中面临的反馈问题，我们引入了控制论。控制论关注的是系统在变化中保持动态平衡，以实现预定目标。在人才培养过程中，“教”与“学”的活动状态、质量和发展趋势形成了一个动态系统，必须通过及时反馈和调整来实现教育目标。

控制论的“控制”过程包括标准制定、过程控制和反馈调节三个步骤。在“医工结合”课程教学中，首先，需明确教学目标和考核标准，并依据“医工结合”的实际应用需求，对课程大纲、教案设计、教学方法、实践环节和考核步骤进行控制。其次，在教学过程中，应对授课对象进行动态调节，及时发现并反馈学生在学习过程中的问题，以确保问题迅速得到解决。最后，进行课程教学质量的监督与评估，以判断是否实现了“医工结合”的课程教学目标，从而推动课程教学的持续优化。负反馈作为控制理论的重要组成部分，能够及时识别学生在学习和实践中的错误信息，并提供必要的解决方案，以纠正学生的误解。这一反馈机制不仅帮助学生修正错误，也为教师调整教学设计和开展创新提供了依据，从而确保教学目标的实现和教学质量的提升。

（3）注重学生“医工结合”实践能力的培养

在当前教育背景下，培养学生的“医工结合”实践能力显得尤为重要。这不仅关系到学生对理论知识的理解与应用，也直接影响到他们未来在医疗行业的职业发展。可以通过以下措施来进一步提升学生的“医工结合”实践能力。

首先，完善教学计划，加大每一门专业课的实训与行业见习比例。将实训和见习教学搬到医学院校的临床医学院和合作企业中去，让学生真正理解在校所学的理论知识与现实医疗服务终端以及行业、企业流程之间的联系，进一步提升学生对“医工结合”的感性认识和综合应用能力。为使“医工结合”人才培养更好地与医疗行业、企业接轨，可以组织教师深入用人单位，了解行业、产业对“医工结合”的需求重点，以便对学生进行职业技能培训，同时提升教师自身的实践技术水平。

其次，加强专业学生跨学科研究能力的训练。对于处于探索阶段的“医工结合”人才培养，部分独立设置医学院校物联网工程专业的经验值得借鉴。例如，教师在讲授专业基础理论时，融入医疗情景案例；组织师生深入行业和企业开展跨学科案例分析与设计；每学期的行业见习和项目拓展，帮助学生熟悉行业流程；对专业学生实施耦合迭代式的课程教学衔接与项目培训，在教学过程中有效地体现“医工结合”应用，并形成独立的、层次分明又循序渐进的实践教学体系。而组织学生参与教师的科研课题、参加创新创业训练及各类竞赛，都是培养学生“医工结合”跨学科综合能力的重要渠道。

最后，建设跨学科的“医工结合”研究中心，通过科研和实践项目反哺教学。目前，国内外顶尖院校积极通过跨院系、跨学校甚至跨区域组建跨学科研究中心或平台，开展医、理、工学科的跨界研究尤为常见。教学与科研平台建设是专业评价的重要指标，通过建设支持“医理工结合”的跨学科教研平台、智能医学工程中心、创客孵化基地，不仅可以在物理环境上构建“以培养跨学科思维与创新能力”为主的教学科研实践平台，还有利于培养师生综合应用跨学科知识解决行业应用问题的科研习惯。因此，利用平台建设、项目孵化来进一步反哺专业教育，是提高医学院校“医工结合”培养模式构建的有效策略。

3. 创造有利于跨学科学习的课程与实践教学环境

我国高校普遍存在着“重教轻学”的现象，对教学方法改革的关注多于对学生学习方法的引导。而构建“医工结合”培养模式，需要有效地实现医、工学科交叉的跨学科知识教育目标，这离不开“教”“学”双方的共同努力。

（1）打造支持“医工结合”课程教学的环境

20 世纪 90 年代，美国国家研究委员会在《人是如何学习的：大脑、心理、经验与学校》一书中指出“只有学习者知道何种情形运用何种知识，并能在新的情况中对原有知识做出恰当修正，才会将所学知识迁移至真实情境”[116]。要想实现“医工结合”人才培养目标，所开设的跨学科课程应实现交叉知识教育。跨学科课程教学的目标不仅在于帮助学生获得课程理论所涉及的陈述性或程序性知识，还需要对相关理论进行应用层面的解释。对于部分跨学科课程的“医工结合”案例剖析，在尚无成熟应用实例的条件下，可通过仿真、模拟创建医疗行业的真实情景。

医学院校可以将部分实践教学置于学校附属医院的实际场景中进行，打造“医工结合”的教学环境。通过发挥各临床医学院与附属医院的作用，将工程技术应用与医疗服务流程相结合，把实践教学从毕业前一学期的集中实习分散到每学期各课程的日常见习教学活动中，做到实践教学与行业应用相结合，帮助学生对真实世界的复杂问题进行客观推理。师生们在共同思考行业问题解决方案的理论原理，并运用所学技术的实践过程中，能有效提升学生的“医工结合”综合素质、协作能力和社会责任感。

（2）创新“医工结合”的课程教学方法

教育技术学认为，电子学习工具等有利于开展多学科交叉的跨学科学习[117]。现代教育技术的使用，为丰富“医工结合”人才培养形式和跨学科教育提供了便利。

首先，基于项目的小组学习和基于医疗行业任务的问题研讨离不开团队协作与资料查找。现代教育技术提供的学习渠道有利于师生之间、团队之间、跨院系甚至跨校间、跨区域开展跨学科知识讨论与知识构建。同时，实时网络交流软件、共享学习电子档案、主题论坛等丰富的交流方式，有力地推动了“医工结合”教学案例的研讨与创新，为跨学科知识体系的重构提供了自由空间。线上学习作为线下课堂的重要补充，不仅可以转换“教师与学生”“教与学”的传统教学关系，还可以系统地记录学生参与多学科交叉课程重建的过程与成效，为教学反思、积累跨学科教学经验奠定基础。

其次，开放的教学资源平台为“医工结合”课程教学创新提供了条件。数字化教学资源是开展数字化学习的必要条件，有利于及时跟进“医工结合”研究的新进展，满足学生日益增长的多样化学习需求。高等教育数字资源的多样性、丰富性以及优质性，使数字化学习系统的作用变得十分重要。开展以问题、实践和研究为导向的在线教学，也可以实现较好的教学效果。例如，德国洪堡大学的多媒体教学和学习中心为师生提供各种形式的学习资源，并同时在博客、YouTube、Vimeo 上开放相应的学习频道。通过打造面向国际的开放、开源的学术交流平台，形成全球性的学习社区。校内师生和世界各地的科研合作者可以在线研讨交流，有利于构建开放与创新的学习环境，创新跨学科、跨专业研究的新方法。

（3）搭建多学科交叉的校内外实践教学平台

实践教学是实施“医工结合”人才培养的重要环节，实践教学平台的作用至关重要。医学院校实践教学平台的建设通常有校内和校外两种途径。其中，校内教学基地建设主要以教学实践平台为主，通过加强学科交叉科研平台建设，提升医工交叉学科的科研成效。一方面，通过加强校内医工学科交叉课程教学和相关资源建设，打造精品课程和线上线下课程混合教学平台。另一方面，建设“医工结合”跨学科教研平台，帮助专业师生贴近行业需求，主动参与实践和协作，培养学生多学科交叉综合应用的全局思维和创新能力。为避免出现各自为政的情况，跨学科平台需要有合理的共享途径，便于打破学科间的壁垒和院系间的界限，实现就某一个具体的医疗行业问题进行协同合作研究。

在校内实践教学平台建设的同时，校外实践教学资源的有效利用同样不可忽视。“医工结合”人才培养需要源源不断的创新思想和应用实践为支撑，这需要医疗机构和合作企业的支持。在校外实践教学资源建设方面，多数医学院校都有直属或非直属附属医院及临床医学院，建设面向医疗行业应用的校外实训基地有得天独厚的优势。通过与附属医院、合作医药企业开展专业综合实践，帮助学生将所学工程专业知识应用到临床与企业的实践中，不仅可以培养学生的“医工结合”研究能力和工程技术应用能力，还可以优化工作流程，使校内实践基地与校外实习基地形成优势互补。

校内和校外的协同发展，不仅能够增强学生的实践能力，还能将理论知识与实际应用紧密结合，为“医工结合”人才培养提供更为坚实的基础。这一双重策略有利于构建一个全面的实践教学体系，使学生在多元化的环境中获得更为丰富的学习体验。

6.2.3 完善的教育评价体系是实施“医工结合”人才培养的保障

在“医工结合”人才培养方面，学界多关注跨学科教育和人才培养，但在相关专业的办学可行性、培养成效、办学监督方面的研究相对匮乏。为了确保“医工结合”人才培养的高质量和可持续发展，必须从各个方面加强教育评价体系的建设。

1. 完善“医工结合”教育质量评价标准和评价管理机制

首先，“医工结合”人才培养需要建立比较完整的专业教育质量评价标准。特别是处于“医工结合”人才培养探索阶段的新兴多学科交叉工学专业，其跨学科课程教学往往存在一定程度的模糊性与不确定性。对于此类课程的教学评价可围绕“医学”与“工学”两大学科开展，既参考来源学科的专业规范与教育标准，又衡量学科间的交叉、融合程度。既要打破学科壁垒，又要找到共同语言。与此同时，要完善校内外实践教学评价和质量监控机制。在充分保证教学质量的同时，促进科研与行业发展，突出“医工结合”人才培养的应用型特点。

其次，开展“医工结合”人才培养需要建立系统的跨学科教育保障机制。要主动打破校内组织模式的障碍。我国高校行政管理及组织结构多为层级制，按照“校、院、系、教研室”职能进行分工和分层。刚性的学科分类使专业间的人才培养、师资队伍建设、观念体制存在较大差异。“医工结合”课程教育与人才培养涉及跨专业、跨学科、跨院系、跨师资，不同部门在互相协调与合作的过程中难免出现不同程度的阻碍或困难，直接或间接影响人才培养的质量。若没有适合“医工结合”人才培养环境与机制，将很难形成人才培养的合力。因此，打破传统的组织模式和结构对于实现“医工结合”人才培养的有效性至关重要。

最后，高等教育的各参与方需要共同加入跨学科教育体系的建设。政府、高校主管部门、高等院校、教学管理部门、专业建设单位、用人单位需要共同参与，建立系统的支持跨学科人才培养的机制。政府应出台政策或相关扶持举措促进行业和企业主动参与“医工结合”跨学科人才培养；高校主管部门应牵头完善跨学科、多学科交叉专业评估体系，推动高校主动参与“医工结合”人才培养；高等院校作为实施“医工结合”人才培养的决策层，应创造适合跨学科人才培养的软硬件条件，确保人才培养目标的正确方向，监督人才培养质量；教学管理部门则要加强“医工结合”人才培养相关专业的建设与管理，制定激励保障政策，协调相关院系参与跨学科教学活动；专业建设单位作为执行单位，要加强“医工结合”教学实践、收集师生参与课程教学、实践实训的评价反馈，不断改进完善，并将成熟经验推广应用，将教师自发的“医工结合”教学活动变成常态化的跨学科教育教学创新。

综上所述，完善教育评价体系不仅是实施“医工结合”人才培养的基础保障，也是推动跨学科教育发展的关键。在多方参与的机制下，包括政府、高校、企业等各方的协同合作，将促进资源的有效共享与整合。通过建立系统的评价标准和管理机制，可以确保“医工结合”人才培养的质量和方向，从而满足社会对复合型人才的迫切需求，提升教育的适应性和行业的竞争力。

2. 打造“医工结合”跨学科人才成长环境

大学的发展需要大师和高层次人才，他们是建设高水平大学的战略引擎，也是实现多学科交叉专业人才培养的关键因素。国外一流大学，如哈佛大学、普林斯顿大学、牛津大学和剑桥大学，都为跨学科人才的成长提供了宽松的环境，推出了支持跨学科发展的保障措施。这些措施主要包括对教师从事交叉学科教学和研究的政策支持与奖励，以及为处于初步阶段的跨学科研究提供的容错机制和失败激励。此外，这些大学还积极举办跨学科论坛，通过论坛将不同学科背景和研究领域的学者聚集在一起，打破学科界限，促进自由探索，寻找新的学科增长点。

为推动交叉学科的发展，建立完善的考核评价体系显得尤为重要。这样的体系可以肯定交叉学科工作的价值，解除从事交叉学科教学和研究人员的后顾之忧，从而最大限度地激发交叉学科发展的潜力。我国医学院校在开展“医工结合”人才培养时遇到的师资困难，进一步证明了“人才第一”原则的重要性。

作为高校管理层，需要主动探索并完善支持交叉学科人才培养的体制机制。这包括探索学校的宏观管理机制，充分发挥院系在人才培养和师资队伍建设中的关键作用；实施由院系具体负责的二级管理体制，将跨学科人才培养、引进、使用和管理工作的重心下移；加强对院系人才与师资队伍建设的评估，特别是对跨学科人才队伍建设的执行情况和工作成效进行综合考评，并将评价结果作为院系负责人工作业绩考核的主要指标。同时，还需进一步建立和健全专业技术职务晋升机制，提高对跨学科教学与人才培养的认可度。例如，加大对在跨学科发展中做出突出贡献人员的奖励力度，确保他们的薪酬水平与工作业绩和贡献相匹配；加强对各层次人才的动态跟踪服务，帮助解决工作中的困难，积极营造跨学科人才成长的良好氛围。

3. 加强“医工结合”培养质量评价体系建设

培养评价和评价标准是衡量“医工结合”人才培养的重要途径，也是促进本科教学质量提升的有效保障。研究表明，无论是本科专业评估、学科评估还是第三方认证评价，或是校内诊断性自评，对交叉学科人才培养和跨学科教育的评价仍不够全面。跨学科教育及其评价是全球高等教育研究的难点，即便是像生物医学工程这样的专业，在我国已有一定办学历史，针对其评估机制和评价体系的研究成果仍然有限。而对于物联网工程这样的多学科交叉工学专业，由于开办时间较短，面向具体行业应用的培养模式尚不成熟，“医工结合”人才培养仍处于探索阶段。

从人才培养的可靠性来看，完善的跨学科培养质量评价机制和评价标准是人才培养模式持续运行的保障。多学科交叉的课程设置和跨学科的教学方法改革需要相应的标准和考核规范。“医工结合”人才的标准、层次划分及范围，是基于国内规范还是国际认证，是从教育主管部门的视角还是用人单位的视角，抑或是侧重于技术应用还是研究创新？这些问题需要高校主管部门、专业办学单位和用人单位共同参与，建立完善、可操作的“医工结合”培养质量评价机制，并逐步形成标准。

6.3 “医工结合”培养模式的实施策略

高等教育的发展离不开社会、政府、教育主管部门、高校、专业人才培养单位及师生的共同努力。高校、教师、专业人才培养单位、学生是高校人才培养的直接利益相关者，社会、政府和高校教育主管部门是间接利益相关者。“医工结合”培养模式方案应该如何实施，需要做哪些准备？现从高等教育利益相关者的视角提出几点实施策略。

6.3.1 加强新专业审批的事前监督与评估

2011 年，教育部公布的“关于做好 2012 年全国普通高等学校毕业生就业工作的通知”为高校深化高等教育改革、提高毕业生就业和创业能力指引了方向。该通知要求高校对所开设的专业建立动态监督和预警机制，对连续就业率低于 60%的专业实行停止招生或减少招生。但是，这种举措属于事后补救，对于那些办学条件欠完善、发展前景不明朗专业的学生而言，并不公平。建议各省教育主管部门加强对高校新设专业的事前监督，一方面根据专业的人才培养目标，审核申请单位的办学条件，严格规范新兴多学科交叉专业的准入条件；另一方面对多学科交叉专业的办学条件评估要专业化、可量化。

1. 完善多学科交叉专业审批中的第三方评估机制

为进一步规范普通高等学校本科专业的设置与管理，落实和扩大高校专业设置自主权，教育部 2012 年下发了《普通高等学校本科专业设置管理规定》文件。同年，国务院出台了《关于深化考试招生制度改革的实施意见》和《统筹推进世界一流大学和一流学科建设实施办法（暂行）》等政策来支持高校自主办学。其中，《普通高等学校本科专业设置管理规定》第十条规定了“专业设置和调整实行备案或审批制度”。除国家控制布点专业外，对于高校设置尚未列入《专业目录》的新专业实行审批制，对于根据《专业目录》设置的专业实行备案制。审批制专业的申请程序相较备案制专业增加了“教育部委托相关教学指导委员会，对新专业的科学性、可行性以及专业名称规范性提出意见，并提交到教育部。”“高校主管部门召开专业设置评议专家组织会议，进行审议。高校主管部门根据审议情况确定拟同意设置的专业并进行汇总，于当年 9 月 30 日前以文件形式（含专业设置申请材料）报教育部。”以及“教育部委托教育部学科发展与专业设置专家委员会对需审批的专业进行评审，于当年 11 月 30 日前公布审批结果。”的程序[118]。所以，第一个通过新专业审批、将专业列入《专业目录》的高校是开拓者，为后续申报该新专业的单位提供了参考和借鉴。

教育部出台专业备案制的相关措施，扩大了高校专业设置的自主权，是一项积极的举措。然而，医学及医疗行业应用的跨学科、多学科交叉专业人才培养是一项复杂的工程。申请开设此类专业的高校是否真正具备相关的办学条件，是否拥有医、工交叉学科背景的专业师资能够承担教学任务，并能否培养出符合预期目标的“医工结合”人才，都是需要审慎考虑的问题。有些高校未能通过审批制申请此类专业，但在次年通过专业备案制获得批准。建议教育主管部门进一步完善医学及医疗行业应用相关的跨学科、多学科交叉专业的申报与审批程序。对于高校新设的跨学科专业，仅依靠校内审议和专业申请材料上网公示是不够的。引入与高等教育利益相关者无直接关系的第三方评估机构进行实地考察，将更为直观。建议教育主管部门从源头严格把控多学科交叉、跨学科新专业的审批。首先，应设置跨专业办学的最低标准；其次，需引入第三方评估机构，对申办高校进行评审。根据人才培养目标，审核办学条件，论证办学可行性，并对未达办学硬性指标的申请实行一票否决制。

除了新专业的审批，多学科交叉专业的课程设置也应尽快与国际接轨，结合国际标准和国内规范，以确保课程设置的科学依据。同时，应尽快出台相关跨学科课程的第三方认证标准。建议教育主管部门增加对专业课程的过程性评价、人才培养的跟踪性评价以及用人单位的反馈性评价。这些监督措施将有助于确保每门课程和每个课时的教学质量，从而有效地培养学生。

2. 加强对多学科交叉专业办学条件审核的监管力度

开办新专业不仅需要评估办学条件和师资状况的合理性，还必须确保符合人才培养目标，并确保资源的专用性。然而，调研发现，许多高校在多学科交叉专业中存在同院系跨专业、同校跨院系的师资共享与实验室共用现象。这种资源共享模式在一定程度上提高了教学资源的利用率，但过度重复使用可能会对教学质量的稳定性和课程的深入性带来影响。此外，由于缺乏对新兴多学科交叉专业建设的科学预判，许多专业在实际操作中面临困难，培养目标难以实现，最终导致一些专业草率收场、停办或撤销，这不仅影响了师生的学习体验，也对高等教育的健康发展构成了挑战。

为实现人才培养目标，必须从源头加强对多学科交叉专业办学条件的监管，确保师资队伍和办学资源合理配置。建议对师资的监管与学校和专业挂钩。由各省高校主管部门牵头，组织各高校将专业师资信息入库，并实现与主管部门联网查询。实践教学条件也是监管的重点。对于多学科交叉专业，特别是医工、医理交叉专业，若涉及使用基础学科教学实验室，建议将构成该交叉学科专业的学科基础课程教学所需的实验室条件也列入审核范围。应提供现有实验场所的专业使用情况、实验设施使用率，以及增加新专业招生计划后实验设施的生均比值及其计算过程，在符合国家要求的前提下方可算成办学条件。建议高校管理部门不仅要求各校将专业师资信息入库，还应将各专业的实验室等办学资源信息纳入系统，并根据使用频率设定报废时限。除了基础学科实验室，还要考查专业课程实验室。由于跨学科专业实验室是开展跨学科人才培养的重要办学条件，对于备案制专业，必须要求该专业在申报时已经建好或在建支持跨学科教学的专业实验室。与专业相关的校外实践基地建设情况也应纳入考查指标，因为跨学科专业只有与学科和行业相对接，才能实现专业教育促进学科理论与行业实践优化、整合的目标。对于师资和专业教学条件暂时达不到要求的高校，要合理估算其建设筹划时间，减少当年被拒、来年获批的情况。

教育主管部门对高校跨学科、多学科交叉专业的管理和评价也可以借鉴西方发达国家的一些做法。虽然跨学科教育的监督管理与评价仍然是学术界亟待解决的难点之一，但欧美发达国家在高等教育评价方面进行了大量研究，形成了标准化的评价体系和问责制度。例如，德国多次颁布高等教育法，规范大学教育标准及学科、专业、教师评价相关措施，包括高等教育框架法、联邦个人教育支持法案、学生能力倾向测验标准等，涵盖了对跨学科和交叉学科的监管措施，并持续完善与培养评价相关的法律法规。德国联邦各州的大多数高校建有学校质量研究院，并引入第三方教育评估机构，开展入职前教师教育和资格认证、在职教师教育水平评价以及职业继续教育培训与认证等评价体系研究，以确保专业教学师资的可靠性和标准化。

6.3.2 注重医、工学科交叉专业的规划与培养体系建设

医工结合的培养模式不仅提升了学科间的协作效率，还为师生创造了更广泛的职业发展机会。在制定相关培养体系时，高等院校必须充分考虑国家与地区的实际需求，通过顶层设计和科学规划，实现学科与专业的有机融合，确保教育培养质量。在此过程中，教育机构需在学科发展、人才培养和科学研究等多个维度进行深入思考与布局，以确保培养体系的科学性和前瞻性。

1. 注重学科与专业的顶层规划

医学院校在做顶层设计时，可以将构建“医工结合”培养模式纳入全校的学科布局与核心竞争力专题研究上来。学校管理层选择学科发展方向时，要考虑国家战略与地方经济、产业需求。高校开办多学科交叉专业至少要从三个维度进行思考：①所开设的专业是否紧紧围绕国家经济建设与社会发展的战略需要，办学单位有无对所在地区该专业所属学科的发展进行趋势分析？②学校有无做好充足的人才市场调研，该专业对提升学校的竞争力有无帮助？③学校现有的师资和办学条件是否能满足该交叉专业人才培养的需要？

高校开办新专业既要契合国家发展战略又要适配地方发展需要。特别是地方普通高校开办医工学科交叉专业，要先立足于为地方经济发展与医疗卫生事业服务，解决一些较前沿的区域性、社会性和实践性的问题，还能有利于学校主要学科方向的发展，有利于加强校政企协同发展。

2. 落实专业办学单位的跨学科与专业建设

科学研究的新增长点和创新思维的火花常常出现在交叉学科和新兴专业上。它们源于相近学科，又带有相关学科的特点，有利于突破原有的学科界限，实现科研成果创新。因此，开展以学科交叉研究、跨学科人才培养为创新点的高校核心竞争力讨论，对于培养跨学科人才具有重要的现实意义。建议学校各学科负责人和相关管理人员在做学科建设规划时，会同专业负责人一起探讨，以统一专业与学科发展方向，理清思路，做好规划。

首先，要凝练学科方向。学科方向的凝练过程即是学科发展规划的实施过程。学科规划设计要具前瞻性和包容性，能承上启下。向上能契合学校的总体发展目标，涵盖学校的学位授予点发展、学科发展与专业发展要求，并有调整和扩充的空间；对下能指导专业建设，包括多学科交叉专业在内的实验室建设、校内教学科研基地建设以及校外校医企合作等多方面的内容，并有可行性和操作性。

其次，高校二级学院要开展提高学校核心竞争力的大讨论，思考如何依托具有核心竞争力的学科和专业来带动全校其他学科或专业发展；通过建设多学科交叉研究的跨学科平台来带动整体专业或学科群的发展，实现科研转型升级，进而提高学校的整体办学实力。

最后，学校各级行政管理者也要融入学校的学科建设中，通过出台各种激励措施促进学科之间的交叉融合，尤其是负责人事、教务、科研、财务以及与绩效分配相关的管理部门，要思考有利于学校发展优势学科、打造特色专业的激励政策。在跨学科人才培养与引进、专业建设配套资金、跨学科研究与成果推进方面，应有扶持政策，并建立完善的保障机制，以确保交叉学科、多学科交叉专业得到良性发展。

3. 创新医、工学科交叉人才培养体系的建设研究

为了让交叉学科的发展更具持续性，高等教育研究者需要从微观的可操作层面探索多学科交叉专业人才培养的创新研究。

首先，办学单位要主动发挥工程科技创新和产业创新的主体作用，在学校内部开展以医、工学科交叉为创新点的竞争力研究，进而催生一些新技术，甚至孕育新产业。对内而言，可以通过发展校内具有核心竞争力的重点学科带动其他学科的发展、提高学科整体实力。例如，通过打造医、工交叉学科平台来带动整体交叉学科专业群建设，实现科研转型发展。对外来说，可以通过加强校际、校企合作，利用高校间的优势互补，形成新的交叉知识体系和核心竞争力。在“医工结合”人才培养方面，要求办学单位在育人过程中，建立学校与地方政府、学校与科技企业、高校或高校群之间的协同育人新机制，打破城市、校际、院系、学科以及专业之间的壁垒，并将其贯穿于人才创新培养体系的全过程。

其次，医学院校要主动探索利用优势医学学科，优化学科结构，形成学科特色。一方面，可以通过建立有特色的医工、医理跨学科教育科研平台，使其成为区别于其他高校的独特核心竞争力。根据学校所处的地理位置、区域特色、产业特点、学校定位、办学传统以及学科现状，在保留部分学科知识体系与研究方法的基础上，选择特色领域进行发展。对于有明显优势的多学科交叉专业，应按照省级重点学科及申请硕士点或博士点建设单位的目标和要求进行建设，实现专业教育与科研水平的提升。另一方面，应构建可持续发展的跨学科人才梯队，围绕学校的学科发展和人才培养规划，培养创新人才，推动学科交叉融合，以产生新的学科增长点。

6.3.3 提升教师队伍的跨学科教育水平

组建专业的教学与科研团队是跨学科专业建设的重要支撑。教师是影响教学成效的关键因素，提升教师队伍的跨学科教育教学水平、建设跨学科教学团队，将有利于“医工结合”人才培养目标的实现。

1. 构建“医工结合”跨学科教学团队

“医工结合”跨学科教师需要有广博的知识、通才的素质，能够利用不同学科的思维方式，准确把握不同学科间的联系。在跨学科、多学科交叉的人才培养过程中，这些教师能够实现对教学内容与教学方法的创新，以达到人才培养的目标。因此，建设具备跨学科教学与科研能力的师资队伍，可有效实现“医工结合”人才培养目标。建议医学院校将“医工结合”跨学科教学团队的建设分成两部分：一是打造或引进医、工交叉跨学科研发团队，专注于研发，为教学提供科研支持；二是培养一批可以承担多学科交叉专业教育的教师，指导专业学生开展“医工结合”方面的实践与创新。

开展跨学科教师队伍的建设，一方面要建立合理的“医工结合”教学团队，包括团队成员的构成、能力水平、培养措施与保障制度，确保所有教学团队成员有充足的时间和精力投入工作，并在团队成员出现空缺时有协调和变通的能力。另一方面要对课程教学团队制订长远的教学能力培养计划，培养团队教师拥有跨专业、跨学科的课程教学创新能力。

2. 培养专业教师跨学科能力与素质

为加强专业教师的跨学科能力培养，应提升教师的综合素质与业务能力，加大跨学科科研的投入力度，通过提高“双师型”教师的授课比例引入医疗行业及企业人才，以确保教师具备理论与实践的双重指导能力。

首先，应加强专业教师的综合素质与业务能力培养。这包括提升教师队伍的学历层次、高级职称比例；引进高水平学科带头人；培养具有工程学科背景的专业教师学习医学知识；安排教师到医院进行短期培训，使任课教师熟悉医疗工作流程，实现独立开发“医工结合”应用案例和实践项目的目标；打造跨学科教师骨干与教学名师，鼓励教师参加各类教学基本功竞赛和教学团队竞赛；重视学生对课程学习的满意度评价，在专业内部遴选优秀教师，逐步培养院、校、省各级教学名师，实施名师示范教学。

其次，建议加强跨学科科研的投入力度。通过提升专业教师的跨学科教学科研能力，增强科学研究与成果服务教学的能力；积极申报国家级、省级科研项目，实现成果转化及申报教学、科研成果奖。同时，鼓励专业教师深入与医疗健康相关的工程、科技行业、企业等用人单位，开展技术研发、申请技术专利、医疗健康工程应用项目攻关，培养师生服务社会与科学研究的能力。

最后，建议提高“双师型”教师授课的比例。通过引进医疗行业、医院、企业优秀人才参与教学，优化医学院校工程应用型、跨学科研究型教师的比例。培养校内交叉学科专业教师到行业、企业一线交流学习，并考取工程师资格证书。二级学院可以将“双师型”教师与职称评聘挂钩，把带学生参赛与孵化项目等应用能力培养作为人才培养考核的重要指标。

综上所述，“医工结合”培养模式的构建要素包括人才培养目标和规格、培养过程、培养评价与保障。独立设置的医学院校侧重于培养面向医疗行业需求的复合应用型人才，主要依托专业教育实施“医工结合”人才培养。医学院校在开展“医工结合”人才培养时，要充分考虑所开设本科专业的学科特点、师资队伍的学科背景与办学条件，明确专业定位和培养目标，厘清是培养“专才”“通才”还是“专通并重”人才；开展多学科知识体系重构以及跨学科课程教学设计；创新教学方法，通过耦合迭代式的课程衔接设置、任务驱动式的教学改革、科研项目式的实践能力培养来实现“医工结合”人才的培养；根据社会与行业需求，结合医学、工学的学科特点和优势资源，开展跨学科教学创新与师资队伍建设；健全和完善多学科交叉专业的办学条件和跨学科人才培养机制；专业办学单位与用人单位需共建适合医学院校的跨学科培养评价体系，这将为“医工结合”人才培养提供有力保障。

参 考 文 献

[1] RAHMANI A M, BAYRAMOV S, KIANI KALEJAHI B. Internet of Things applications: Opportunities and threats[J]. Wireless Personal Communications, 2022, 122(1): 451－476.

[2] MADAKAM S, RAMASWAMY R, TRIPATHI S. Internet of Things (IoT): A literature review[J]. Journal of Computer and Communications, 2015, 3(5): 1-10.

[3] BIGGS P, SRIVASTAVA L, INTERNATIONAL TELECOMMUNICATION UNION. ITU Internet Reports: The Internet of Things [M]. Geneva: International Telecommunication Union, 2005.

[4] KUMAR S, TIWARI P, ZYMBLER M. Internet of Things is a revolutionary approach for future technology enhancement: A review[J]. J Big Data, 2019, 6: 111.

[5] UCKELMANN D, HARRISON M, MICHAHELLES F. Architecting the Internet of Things [M]. Heidelberg: Springer, 2011.

[6] KRANZ M. Building the Internet of Things: Implement new business models, disrupt competitors, transform your industry [M]. Hoboken: John Wiley & Sons, 2017.

[7] BOONE L. Industry 4.0 (Fourth industrial revolution) [M]. Hackensack: Salem Press Encyclopedia, 2024.

[8] PALMISANO S. A Smarter Planet: The Next Leadership Agenda[R]. Remarks to the Council on Foreign Relations, New York City, 2008-11-06.

[9] 浦敏琦,江锡民,姜圣瑜. “物联网”,向“感知中国”中心起跑[N]. 新华日报,2009-08-20(A02).

[10] INFSO D.4 NETWORKED ENTERPRISE & RFID, INFSO G.2 MICRO & NANOSYSTEMS. Internet of Things in 2020: A Roadmap for the Future[R]. In cooperation with the RFID Working Group of the European Technology Platform on Smart Systems Integration (EPoSS), 2008-09-05.

[11] 教育部高等学校计算机科学与技术专业教学指导分委员会. 高等学校物联网工程专业发展战略研究报告暨专业规范[M]. 北京：机械工业出版社, 2012.

[12] SEVGI L. Electrical and computer engineering education in the 21st century: Issues, perspectives and challenges [J]. Turkish Journal of Electrical Engineering and Computer Sciences, 2006, 14(1): 1-5.

[13] Massachusetts Institute of Technology. Department of Electrical Engineering and Computer Science [EB/OL]. (n.d.) [2024-09-08]. https://catalog.mit.edu/schools/engineering/electrical-engineering-computer-science/#SB6-3.

[14] University College London. PETRAS National Centre of Excellence for IoT Systems [EB/OL]. (2024-07-30) [2024-09-01]. https://www.ucl.ac.uk/steapp/research/digital-technologies-policy-laboratory/petras-national-centre-excellence-iot-systems.

[15] EURECOM. Study Programs at EURECOM [EB/OL]. (n.d.) [2024-06-01]. https://www.eurecom.fr/en/teaching.

[16] Malmö University. Data Science: Applied Machine Learning [EB/OL]. (n.d.) [2024-09-08]. https://mau.se/en/study-education/course/da640e/.

[17] 教育部. 教育部关于公布同意设置的高等学校战略性新兴产业相关本科新专业名单的通知[EB/OL]. (2010-07-26) [2021-10-25]. https://www.moe.gov.cn/srcsite/A08/s7056/201007/t20100726_93011.html.

[18] 中科院测量与地球研究所. 我国交叉学科创新和发展的积极开拓者：记中国科学院院士许厚泽研究员[J].学习与实践,1998(12):63-64.

[19] 潘懋元,陈斌.论作为交叉学科的高等教育学[J].高等教育研究,2021, 42(4): 56-60.

[20] 田雅婷. 医工结合让治疗更精准[N]. 光明日报, 2019-08-18(6).

[21] 孙其博, 刘杰, 黎彝, 等. 物联网: 概念, 架构与关键技术研究综述[J]. 北京邮电大学学报, 2010, 33(3): 1-9.

[22] ULLAH I, ADHIKARI D, SU X, et al. Integration of data science with the intelligent IoT (IIoT): Current challenges and future perspectives[J]. Digital Communications and Networks, 2023,217:835-867

[23] CHANG J, WONG S, NEWCOMB R,et al. The third revolution in medicine—the convergence of life sciences with physical sciences, mathematics, and engineering [J]. IEEE Circuits and Systems Magazine, 2012, 12(3): 4-7.

[24] XU L, HE W, LI S. Internet of Things in industries: A survey[J]. IEEE Transactions on Industrial Informatics, 2014, 10(4): 2233-2243.

[25] 赵梓铭, 刘芳, 蔡志平, 等. 边缘计算: 平台, 应用与挑战[J]. 计算机研究与发展, 2018, 55(2): 327-337.

[26] CAO J, ZHANG Q, SHI W. Edge computing: A primer [M]. Cham: Springer, 2018.

[27] ERGEN M, SAOUD B, SHAYEA I,et al. Edge computing in future wireless networks: A comprehensive evaluation and vision for 6G and beyond[J]. ICT Express, 2024, 10(5): 1151-1173.

[28] 施巍松,张星洲,王一帆,等边缘计算: 现状与展望[J].计算机研究与发展,2019,56(1): 69-89.

[29] ARROBA P, BUYYA R, CÁRDENAS R, et al. Sustainable edge computing: Challenges and future directions[J]. Software: Practice and Experience, 2024, 54(11): 2272-2296.

[30] NAYAK S, PATGIRI R, WAIKHOM L, et al. A review on edge analytics: Issues, challenges, opportunities, promises, future directions, and applications[J]. Digital Communications and Networks, 2024, 10(3): 783-804.

[31] SINGH A, CHATTERJEE K. Edge computing based secure health monitoring framework for electronic healthcare system[J]. Cluster Computing, 2023, 26: 1205-1220.

[32] EL-RASHIDY N, SEDIK A, SIAM AI, et al. An efficient edge/cloud medical system for rapid detection of level of consciousness in emergency medicine based on explainable machine learning models[J]. Neural Comput & Applic, 2023, 35: 10695-10716.

[33] Sun L, Jiang X, Ren H, et al. Edge-cloud computing and artificial intelligence in internet of medical things: architecture, technology and application[J]. IEEE Access, 2020, 8: 101079-101092.

[34] URBLIK L, KAJATI E, PAPCUN P, et al. A modular framework for data processing at the edge: Design and implementation[J]. Sensors (Basel, Switzerland), 2023, 23(17): 7662.

[35] LI Y, RAISON N, OURSELIN S, et al. AI solutions for overcoming delays in telesurgery and telementoring to enhance surgical practice and education[J]. Journal of Robotic Surgery, 2024, 18(1): 403.

[36] SINGH A, CHATTERJEE K. Edge computing based secure health monitoring framework for electronic healthcare system[J]. Cluster Computing, 2023, 26(2): 1205-1220.

[37] 张平,陶运铮,张治.5G 若干关键技术评述[J].通信学报,2016,37(7):15-29.

[38] OECD. The Road to 5G Networks: Experience to Date and Future Developments [EB/OL]. (2019-07-01)[2021-03-18]. https://www.samenacouncil.org/initiatives/industryissues/The-Road-to-5G-Networks_OECD-Digital-Economy-Paper.pdf.

[39] 盘和林,贾胜斌,张宗泽. 5G 新产业——商业与社会的创新机遇[M]. 北京:中国人民大学出版社, 2020.

[40] 谢英英,石涧,黄硕康,等.面向 5G 的命名数据网络物联网研究综述[J].计算机科学,2020,47(4):217-225.

[41] GKAGKAS G, VERGADOS DJ, MICHALAS A, et al. The advantage of the 5G network for enhancing the Internet of Things and the evolution of the 6G network[J]. Sensors (Basel, Switzerland), 2024, 24(8): 2455.

[42] GHADI Y Y, SHAH S F A, MAZHAR T, et al. Enhancing patient healthcare with mobile edge computing and 5G: Challenges and solutions for secure online health tools[J]. Journal of Cloud Computing, 2024, 13(93).

[43] 吴吉义,李文娟,曹健,等,BUYYA Rajkumar.智能物联网 AIoT 研究综述[J].电信科学,2021,37(8):1-17.

[44] BIBRI S E, KROGSTIE J, KABOLI A, et al. Smarter eco-cities and their leading-edge artificial intelligence of things solutions for environmental sustainability: A comprehensive systematic review[J]. Environmental Science and Ecotechnology, 2024, 19: 6-21.

[45] IBRAHIM H T, MAZHER W J, UCAN O N. AIoT in healthcare: A systematic mapping study[C]//Proceedings of the 2022 International Conference on Artificial Intelligence of Things (ICAIoT). Istanbul, Turkey, 2022: 1-6.

[46] 丁玲玲,李子孝,王拥军.人工智能临床决策支持系统在脑血管病中的应用[J].中国卒中杂志,2020,153):290-295.

[47] SUTTON R T, PINCOCK D, BAUMGART D C, et al. An overview of clinical decision support systems: benefits, risks, and strategies for success[J]. NPJ Digital Medicine, 2020, 3(1): 17.

[48] 朱学芳,冯秋燕,王金婉.数字信息技术在疫情监测防控中的应用研究[J].情报科学,2020,38(10):11-17.

[49] BAKER N, ALEXANDER F, BREMER T, et al. Workshop report on basic research needs for scientific machine learning: Core technologies for artificial intelligence[EB/OL]. (2019-02-10)[2024-03-08]. https://doi.org/10.2172/1478744.

[50] ZHANG C, YANG J. Third technological revolution [M]. Singapore: Springer, 2020.

[51] 朱崇实. 研究型大学与创新型人才培养[J]. 国家教育行政学院学报, 2006, 9: 89-95.

[52] 黄建钢. 培养模式创新与创新人才培养[J]. 中国高等教育, 2010(9): 41-42.

[53] 钟秉林, 董奇, 葛岳静, 等. 创新型人才培养体系的构建与实践[J]. 中国大学教学, 2009(11): 22-24.

[54] 陈新忠, 康诚轩. 国外一流大学创新型人才培养的经验借鉴及启示[J]. 中国高校科技, 2023 (12): 52-59.

[55] 季诚钧. 应用型人才及其分类培养的探讨[J]. 中国大学教学, 2006(6): 57-58.

[56] 关仲和. 关于应用型人才培养模式的思考[J]. 中国大学教学, 2010(6): 7-11.

[57] 张志文. 应用型人才培养模式的哲学思考[J]. 高教发展与评估, 2019 (2): 22-34.

[58] 王荣德, 王培良, 王智群, 等. 应用型高校工程实践与创新能力培养模式探索[J]. 中国高校科技, 2019 (10): 59-62.

[59] 胡卫中, 石瑛. 澳大利亚应用型人才培养模式及启示[J]. 开放教育研究, 2006 (4): 92-95.

[60] 徐刚. 德国高等教育领域"双元制"培养模式的发展及借鉴意义[J]. 应用型高等教育研究, 2019, 4(1): 30-36.

[61] 潘柳燕. 复合型人才及其培养模式刍议[J]. 广西高教研究, 2001(6): 51-54.

[62] 谢健. 地方本科高校复合应用型人才培养模式探讨[J]. 教育理论与实践, 2017, 37(36): 3-5.

[63] 杜俊民. 交叉科学时代的交叉教育[J]. 社会科学, 2000(3): 50-54.

[64] 娄延常. 跨学科人才培养模式的多样性与理性选择[J]. 武汉大学学报（人文科学版）, 2004(2): 232-236.

[65] 高磊. 研究型大学学科交叉研究生培养研究[D]. 上海: 上海交通大学, 2014.

[66] 刘仲林, 程妍. "交叉学科"学科门类设置研究[J]. 学位与研究生教育, 2008(6): 44-48.

[67] 金一平, 吴婧姗, 陈劲. 复合型人才培养模式创新的探索和成功实践: 以浙江大学竺可桢学院强化班为例[J]. 高等工程教育研究, 2012(3): 132-136.

[68] 赵婷婷, 秦己媛. 大类模式: 我国研究型大学本土专业教育模式改革探索[J]. 苏州大学学报（教育科学版）, 2021, 9(1): 9-18.

[69] BENDER T, HALL PD, HASKELL TL, et al. Institutionalization and education in the nineteenth and twentieth centuries [J]. History of Education Quarterly, 1980, 20(4): 449-472.

[70] KLEIN J T. Interdisciplining digital humanities: Boundary work in an emerging field[M]. **Ann Arbor**：The University of Michigan Press, 2015.

[71] VAN D P. A concentric omniversity[J]. Paedagogica Europaea, 1972(7): 54-68.

[72] LANE J E, STENLUND H, WESTLUND A. Variety of attitudes towards the comprehensive university[J]. Higher Education, 1982, 11(4): 441-474.

[73] REPKO A F, SZOSTAK R. Interdisciplinary research: Process and theory [M]. Thousand Oaks: SAGE Publications, 2021.

[74] Massachusetts Institute of Technology. Centers, Labs & Programs [EB/OL]. (n.d.) [2024-01-25]. https://www.mit.edu/research/centers-labs-programs.

[75] University of Oxford. What is an Oxford college? [EB/OL]. (n.d.) [2024-10-09]. https://www.ox.ac.uk/admissions/graduate/colleges/introducing-colleges.

[76] 路甬祥. 学科交叉与交叉科学的意义[J]. 中国科学院院刊, 2005(1): 58-60.

[77] 张亚群, 庞瑶. 通专结合培养模式的变革: 历史省思与现实选择[J]. 华中师范大学学报(人文社会科学版), 2019, 58(6): 25-34.

[78] 张应强. 新中国大学制度建设的艰难选择[J]. 清华大学教育研究, 2012(6): 25-35.

[79] 陈向明. 对通识教育有关概念的辨析[J]. 高等教育研究, 2006(3): 64-68.

[80] 沈忱. “新医科”视角下通识教育与专业教育融合路径的思辨[J]. 高教学刊, 2020(36): 89-92.

[81] Working Group “Work and Training” of the Platform Industrie 4.0. Fit for the future - A corporate culture of learning [M]. Berlin: Federal Ministry for Economic Affairs and Energy (BMWi), 2019.

[82] Massachusetts Institute of Technology. Centers, Labs & Programs [EB/OL]. (n.d.) [2024-01-25]. https://www.mit.edu/research/centers-labs-programs.

[83] University of Heidelberg. The Mission of the Interdisciplinary Center for Scientific Computing [EB/OL]. (2022-05-12) [2024-09-30]. https://typo.iwr.uni-heidelberg.de/about-us.html.

[84] University of Cambridge. Interdisciplinary Research Centres [EB/OL]. (n.d.) [2024-11-01]. https://www.cam.ac.uk/research/research-at-cambridge/interdisciplinary-research-centres.

[85] SERVICE R F. Berkeley puts all its eggs in two baskets[J]. Science, 1999, 286(5438): 226-227.

[86] 中华人民共和国卫生部, 中华人民共和国教育部. 卫生部、教育部关于印发中国医学教育改革和发展纲要的通知: 卫科教发〔2001〕4 号[EB/OL]. (2001-06-05)[2024-03-10]. http://www.moe.gov.cn/jyb_sjzl/moe_364/moe_430/tnull_2954.html.

[87] 中华人民共和国教育部. 教育部关于印发《关于做好普通高等学校本科学科专业结构调整工作的若干原则意见》的通知: 教高〔2001〕5 号[EB/OL]. (2001-02-06)[2024-03-10]. http://www.moe.gov.cn/s78/A08/gjs_left/moe_1034/201005/t20100527.html.

[88] 中华人民共和国教育部. 教育部关于印发《普通高等学校本科专业目录（2012 年）》《普通高等学校本科专业设置管理规定》等文件的通知：教高〔2012〕9 号[EB/OL]. (2012-09-14)[2024-03-10]. http://www.moe.gov.cn/srcsite/A08/moe_1034/s4930/201209/t20120918_143152.html.

[89] 北京大学. 北大校长林建华谈本科教育改革：打开边界，释放潜力 [EB/OL]. (2018-07-03) [2024-03-09]. https://oce.pkusz.edu.cn/info/1012/1254.htm.

[90] 学位管理与研究生教育司(国务院学位委员会办公室). “双一流”建设高校名单 [EB/OL].(2021-05-25) [2024-03-10]. http://www.moe.gov.cn/s78/A22/A22_ztzl/ztzl_tjsylpt/sylpt_jsgx/201712/t20171206_320667.html.

[91] 中华人民共和国教育部. 教育部关于普通高等学校本科教学评估工作的意见：教高〔2011〕9 号[EB/OL]. (2011-10-24) [2024-03-10]. http://www.moe.gov.cn/srcsite/A08/s7056/201110/t20111031_145603.html.

[92] 中华人民共和国教育部. 教育部关于全面提高高等教育质量的若干意见: 教高〔2012〕4 号[EB/OL]. (2012-03-16) [2024-03-10]. http://www.moe.gov.cn/srcsite/A08/s7056/201203/t20120316_146673.html.

[93] 教育部, 国务院学位委员会. 关于加强和改进专业学位教育工作的若干意见: 学位〔2002〕1 号[EB/OL]. (2002-01-14) [2024-03-10]. http://www.moe.gov.cn/srcsite/A22/moe_826/200201/t20020114_80253.html.

[94] 国务院教育督导委员会办公室. 全国专业学位水平评估实施方案: 国教督办函〔2020〕61 号[EB/OL]. (2020-11-03) [2024-03-10]. http://www.moe.gov.cn/srcsite/A11/s7063/202011/t20201109_498977.html.

[95] 中华人民共和国教育部. 全国高校学科评估结果 [EB/OL]. (2017-12-28) [2024-03-10]. http://www.moe.gov.cn/jyb_xwfb/gzdt_gzdt/s5987/201712/P020171228506450281540.pdf.

[96] 教育部高等学校计算机科学与技术教学指导委员会编制.高等学校计算机科学与技术专业发展战略研究报告暨专业规范:试行[M].北京：高等教育出版社,2006.

[97] 赵婷婷, 冯磊. 我国工程教育的社会适应性: 基于工科专业培养目标的实证研究[J]. 高等教育研究, 2016, 37(2): 64-73.

[98] McKinsey & Company. The Internet of Things: Catching up to an accelerating opportunity[R]. 2021.

[99] 陈澜祯. 德国汉诺威医学院汉尼拔医学课程模式探析[J]. 复旦教育论坛, 2020, 18(6): 106-112.

[100] 徐东华. 中国战略性新兴产业研究与发展：物联网[M]. 北京：机械工业出版社, 2018.

[101] 曾东霞, 董海军. 个案研究的代表性类型评析[J]. 公共行政评论, 2018, 11(5): 158-170.

[102] RIES A, TROUT J. Positioning[M]. New York: McGraw Hill, 2000.

[103] 潘懋元, 王琪. 从高等教育分类看我国特色型大学发展[J]. 中国高等教育, 2010 (5): 17-19.

[104] 中华人民共和国国家卫生健康委员会. 2015 年 7 月底全国医疗卫生机构数[EB/OL]. (2015-10-12)[2024-03-10]. http://www.nhc.gov.cn/cms-search/xxgk/getManuscriptXxgk.htm?id=520ef3706ef647cdaf06a8243f85f79b.

[105] 中华人民共和国规划发展与信息化司. 2015 年我国卫生和计划生育事业发展统计公报[EB/OL]. (2016-07-20)[2024-03-10]. http://www.nhc.gov.cn/guihuaxxs/s10748/201607/da7575d64fa04670b5f375c87b6229b0.shtml.

[106] 中华人民共和国国家卫生健康委员会. 2020 年 8 月底全国医疗卫生机构数[EB/OL]. (2020-12-04)[2024-03-10]. http://www.nhc.gov.cn/cms-search/xxgk/getManuscriptXxgk.htm?id=9b959949c11746d6a448cfe9712074e0.

[107] 潘懋元. 高等教育学[M]. 福州:福建教育出版社, 2013.

[108] 赵静亚, 宁连华. 协同论视角下的高校校际联合培养实践与探索: 基于南京师范大学“驻学”培养个案的研究[J]. 高等理科教育, 2016(6): 26-31.

[109] 杨志坚. 中国本科教育培养目标研究（之二）: 本科教育培养目标的基本理论问题[J]. 辽宁教育研究, 2004(6): 4-17.

[110] 王义遒. 文化素质教育与通识教育关系的再认识[J]. 北京大学教育评论, 2009, 3: 99-111.

[111] 王平祥. 研究型大学本科教育人才培养目标研究[D]. 武汉: 华中科技大学, 2018.

[112] LATTUCA L R, VOIGT L J, FATH K Q. Does interdisciplinarity promote learning? Theoretical support and researchable questions[J]. Review of Higher Education, 2004, 28(1): 23-48.

[113] 李力, 杜芃蕊, 于东红. 从学科构建到卓越学术共同体的形成: 哈佛大学学科发展的内涵与经验[J]. 中国高教研究, 2012(4): 65-70.

[114] 陈向明. 大学通识教育模式的探索: 以北京大学元培计划为例[M]. 北京: 教育科学出版社, 2008.

[115] 姚文峰. 后现代主义知识观及其对教育的启示[J]. 教育探索, 2004 (7): 70-72.

[116] National Research Council. How People Learn: Brain, Mind, Experience, and School: Expanded Edition[M]. Washington, DC: The National Academies Press, 2000.

[117] LITTLEJOHN A, NICOL D. Supporting interdisciplinary studies using learning technologies[M]. London: Routledge, 2008.

[118] 中华人民共和国教育部.教育部关于印发《普通高等学校本科专业目录（2012 年）》《普通高等学校本科专业设置管理规定》等文件的通知 (教高〔2012〕9 号)[EB/OL]. (2012-09-14)[2024-02-11] http://www.moe.gov.cn/srcsite/A08/moe_1034/s3882/201209/t20120918_143152.html.

附录　物联网工程专业“医工结合”教学创新案例

在高等教育日益向交叉学科发展的背景下，A 医学院物联网工程专业积极推进“医工结合”教学改革，旨在通过创新教学模式以适应医疗行业的需求。自 2018 年起，A 医学院物联网工程专业教学团队开始探索“医工结合”教学方法的创新与改革。通过对多个年级若干课程的教学改革实践，进行了成效分析与评价，以进一步完善“医工结合”培养模式的构建对策与实施方案。在教学创新方面，选择 2019～2020 学年开设的“软件工程与医疗软件设计”和“C 语言程序设计”两门课程作为“任务驱动”耦合式教学创新的试点课程。

1. “医工结合”教学创新的思路

教学创新旨在促进教师参与医工交叉学科课程教学的改革，构建以行业问题为驱动的课堂教学模式，并提高学生的主动学习热情与思考能力，为师生参与科研活动奠定基础。特别是在物联网技术蓬勃发展的背景下，学生需要掌握如何应用物联网技术与多源大数据结合，以构建医疗行业的智能化系统。为实现这些目标，教学设计将以医疗行业的实际需求为依托，结合医疗机构、公共卫生部门、应急管理机构及其他相关数据提供方的工作流程，确保教学内容的实践性与系统性。同时，通过合理的任务分解和教学方案设计，解决有限课时内专业授课与实际应用结合的挑战，培养学生的职业素养、组织能力和创新能力。

“医工结合”教学课程创新的实施对象为 A 医学院物联网工程专业的大学二年级学生，该群体已具备一定的物联网工程基础和算法理解能力。目前主要是对“软件工程与医疗软件设计”及“C 语言程序设计”两门课程进行创新，以促进教师在医工交叉学科课程中的教学实践。这些课程中，物联网技术将作为核心内容之一，学生需要掌握如何通过物联网传感器技术收集、传输和处理医疗数据，进而构建支持传染病防控和急救的智能决策平台。

首先，需要根据“医工结合”课程的教学目标和要求进行任务分解。通过对照课程教学大纲的相关要求，明确教学目标和授课知识点，再结合医疗行业工作流程制定若干个“任务”，并详细说明教学重点及分配的任务点。此外，需综合考虑任务的可行性和难易程度，以设置适合的“任务”。例如，学生可以被要求开发一个基于物联网的区域协同救治平台，分析多源大数据并建立预警模型。在程序设计教学过程中，先分析并简化任务，以培养学生分析复杂问题的能力。将复杂问题分解成若干“子任务”，使问题解决思路清晰，有利于学生掌握理论知识和课程学习目标。教师需把握两点：一是教学内容与总任务设计的一致性，总任务应涵盖较全面的教学大纲和知识点；二是设置任务的难度系数，确保分解后的“子任务”既不过于简单也不至于过难，保持在大多数学生能够胜任的中位数范围。

其次，设计基于“医疗行业应用的任务驱动”教学方案。在既定课程教学目标基础上，以“软件工程与医疗软件设计”和“C 语言程序设计”为改革对象，纳入与物联网技术应用相关的公共卫生机构、研究机构、政府部门、企业和医院等多方工作流程。以“医疗行业任务为驱动、以研究实例为依托”，根据工作流程合理调整教学内容，逆向制定课堂教学方案，力求做到“医工结合”。为实现该目标，需完善基于医疗行业应用的“任务驱动”课程教学内容和实践教学方案。A 医学院物联网工程专业主要通过对公共卫生机构、附属医院以及与学校建立长期合作的医药龙头企业进行调研，甄选适合课程教学的案例，并设计教学方案。这些案例将涉及多源数据的采集、分析和处理，以提升学生在复杂数据环境中进行智能医疗系统设计的能力。

最后，在课程教学过程中体现人才培养目标。A 医学院物联网工程专业“医工结合”应用型人才的培养，主要通过面向医疗行业应用的“任务驱动”教学改革来实现。尤其是将物联网技术应用于医疗数据采集、传输和处理等实际场景，学生需要通过具体项目掌握如何利用物联网技术提高疾病防控的效率，优化区域急救的协同管理。基于医疗行业调研获得的教学方案，将以“解决医疗行业问题”为主线，把教学任务中的知识点尽可能与医疗工作场景和行业流程相结合，固定一批基于实际医疗工作场景和流程的教学研究案例。同时，开展“医工结合”教学活动，确保每门专业核心课程的理论授课、实验任务、创新创业实训及竞赛项目都围绕这些主题展开。教师在授课的同时，鼓励学生主动探索并参与教学设计。

2.“医工结合”课程教学创新的实施步骤

课程组以实际的医疗应用为主题，如可穿戴设备、远程患者监控和区域医疗急救等医用物联网技术，开展“医工结合”教学改革。教师通过呈现任务，引导学生围绕多个主题进行学习，包括“设计一个远程患者监控系统”“开发可穿戴健康监测设备”“构建基于多源大数据的区域传染病防控平台”“区域医疗急救响应系统”等主题，介绍可穿戴设备与医疗物联网技术的重要性。教师明确任务，并将其分解为具体步骤，确保学生理解每个项目的核心功能。根据教育教学改革的闭环研究路径，A 医学院物联网工程专业实施“医工结合”教学改革的核心步骤包括以下六个方面。

一是熟悉课程及教学方法，做好教学准备。组建包括课程负责人、主讲教师、实验教师的课程教学改革团队，界定“任务驱动”的教学方法，查找文献，把握开展“任务驱动”课程教学的特点、方法及注意事项；对计划进行教学改革的课程进行模块化划分，思考哪些教学模块适合开展“任务驱动”教学；收集课程相关的教学改革资料作为参考；要求主讲教师全面把握课程的教学目标、教学内容及考核目标，同时开展课程的在线教学资源建设。

二是进行行业调研，以获取“任务驱动”教学素材。行业调研旨在获取与“任务驱动”教学相关的素材，以支持可穿戴设备、远程患者监控和区域医疗急救等主题的教学设计。为此，A 医学院物联网教研室利用节假日时间，组织教师对医疗行业、研究机构和科技企业进行了深入调研，考察了可穿戴设备在患者监控中的应用案例，以及区域医疗急救系统、传染病防控平台的工作流程。在调研过程中，教师通过访谈相关技术人员，获取了可穿戴设备的技术细节、远程监控系统的实施策略和区域协同救治流程的优化方法。这一环节的研究为“医工结合”课程提供了实用的案例素材，促进了理论与实践的紧密结合，确保了教学改革的有效推进。

三是甄选案例，开展教学设计。承担 A 医学院物联网工程专业“软件工程与医疗软件设计”和“C 语言程序设计”两门课程的教师结合教学准备中的知识模块，选择案例并设计基于“任务驱动”的课堂教学案例和实践教学设计。教师分析课程教学目标，找出知识点，并结合行业特点总结出若干个项目，对项目进行任务分析，围绕这些“任务”制定课程教学实施方案。甄选出适合程序设计课堂教学的经典流程案例，作为开展“任务驱动”程序设计课程教学的素材。课程负责人做好实施“任务驱动”课堂教学的准备工作，根据方案完善新学期的教案。在新学期授课前进行集体备课，将基于“任务驱动”的教学方案递交教研室讨论，听取意见，为开展“医工结合”任务驱动的课堂教学创新作准备。

四是实施基于“医疗行业应用任务驱动”的课程教学。对课程实施基于“任务驱动”耦合式教学的“医工结合”课堂教学改革。授课教师依据“任务驱动法”的构成要素，围绕“呈现任务—明确任务—任务设计—完成任务—任务评价”各教学环节开展教学。在“呈现任务”阶段，充分体现课程的教学目标、内容精髓和计划任务，同时贴近专业特点、行业规范与企业实务流程。在“明确任务”阶段，确保每位学生明确任务，并带着任务和问题听取教师的课堂讲解。教师通过讲解知识点，帮助学生梳理解决问题的方向。在“任务设计”阶段，主要让学生参与程序设计与功能实现。“完成任务”的编程实现主要在实验课上操作完成，最后由教师根据学生上交的实验作业，审核任务程序代码或项目报告来评价任务的完成情况。

五是分析课程教学创新的成效。从教学改革的成果分析维度，主要从学生的考核成绩、过程性评价、参与度及课堂体验等方面进行分析。对参与改革课程的学生的学习成绩进行统计分析，主要包括理论知识考核成绩及课堂参与情况。对课堂中学生的提问、作业完成情况及实验操作能力进行综合评估。借助课堂期末反馈调查，结合反馈情况，分析学生的课堂体验，全面评估此次教学改革的成效。

六是进行课程教学自查与完善。根据课堂教学的反馈情况，对实施改革的课程进行总结与评估，结合问卷调查及课堂观察数据，汇总自评信息，形成总结报告。同时，通过走访师生，了解授课班级的学生对课堂的反响，收集意见并归纳问题，以对下一届的教学方案进行完善。

3. “医工结合”教学创新的成效与反思

通过对“医工结合”培养过程的教学改革进行评价，发现“医工结合”课程教学创新不仅增强了学生对专业知识的掌握与行业理解，也促进了教师在专业知识拓展与教学创新能力上的提升。通过物联网技术与医疗行业的结合，学生能够将传感器、分布式计算、边缘计算、云计算、物联网通信协议、大数据处理与分析、无线网络技术等物联网核心技术与医疗流程整合，创新性地解决医疗行业中的实际问题，如实时传染病监测、预警和急救路径优化等。这一教学创新为高等教育的各方利益相关者带来了诸多裨益，不仅显著提升了教学质量，也为后续课程的改进与优化提供了重要的指导和切实的参考。

（1）物联网工程专业跨学科融合教学创新的成效

在面向学生的“医工结合”培养过程教学改革评价中，首先，通过反思课程教学改革后的“学习效果”，为进一步的教学改革调整或循环奠定基础。其次，通过教学改革实践，探索增进学生学习能力和综合素质提升的干预策略，分析不同策略对学习效果的贡献，从而提出有效的改善方案和研究对策。A 医学院物联网工程专业在部分专业课程中实施“医工结合”教学方法改革，使高等教育的利益相关者受益。

1）学生方面的积极影响

面向医疗行业应用的“任务驱动”课堂教学对学生产生了积极影响。该教学改革帮助学生尽早熟悉所学专业的行业知识和工作流程，提高了他们对软件工程和程序设计课程的兴趣，并培养了他们主动发现问题、思考问题和解决问题的能力。课堂教学中师生互动性和学生参与度显著提高，并取得了良好的学习效果。在参与该课堂教学改革的 2017 级和 2018 级物联网工程专业学生中，超过 75%的学生在毕业前通过了全国计算机技术职业资格助理工程师和工程师考试，还有部分学生通过了高级工程师考试，为其后续专业学习、研究生升学和就业奠定了良好基础。2018 级毕业生的初次就业率达到 100%。这种教学方法不仅提升了学生的职业素养、逻辑思维能力和创新能力，也显著提高了他们的就业竞争力。

2）教师方面的促进作用

对于教师而言，基于“医疗行业任务驱动”的课堂教学要求教师不仅要掌握本学科的专业知识，还需积极拓展医药行业相关知识。自该教学改革方案实施以来，教师主动学习医学和物联网工程等行业知识，并深入了解临床路径与行业流程。他们通过“以教促研，教研结合”，大大提高了在教学、科研和课堂设计中的创新能力。这种改革激发了教师探索医工交叉学科研究的创新精神。在 2017～2018 年期间，课程组教师申请的交叉学科课题数量显著增加，积累了丰富的医学与计算机科学技术交叉学科的研究经验，也为获得国家自然科学基金项目资助奠定了基础。

3）促进专业建设与产业合作

“医工结合”专业建设的促进作用逐渐显现。通过课程教学改革的前期调研，学校加强了与合作企业以及课程所在学科与企业间的联系。目前，已有5家领先的城市科技和药物研发企业与课程所在的重点学科建立了合作关系，产业学院及共建产教研基地的相关合作也基本落实。从最初的课堂教学改革研究到如今的产业学院合作，不仅加速了科研成果的应用，实现了“产学研医”的结合，通过“任务”推动“教研”，以“学研”促进“产研”，还大大拓宽了学生的专业学习途径，显著提升了人才培养质量，提高了毕业生的就业率和就业质量。同时，A医学院物联网工程专业的“医工结合”培养过程教学方法改革有效缩短了医疗行业和医药企业对毕业生的培训时间，降低了企业人力资源成本。

4）研究成果与实践应用

课程组教师通过实地考察地区的学校附属医院和市龙头医药企业，获取了医疗服务机构和医药行业的主要流程，形成了调研报告，并绘制了行业生产流程图。基于实地调研结果，教师们探讨了如何构建“基于多源大数据的传染病、重症防控与区域协同救治决策平台”，并形成相关的决策支持模型和具体实施流程。具体成果包括开发重症急救区域协同救治App；建立“120智能急救调度平台”，通过整合医疗资源，提高急救调度的效率和精准性；利用云平台技术，实现患者病情的动态监测与远程会诊。该项目还申请了多项实用新型专利和软件著作权，并发表了相关论文。这些成果成为A医学院工学专业课程的经典案例，极大地丰富了教学资源，并为后续课程改进提供了实践依据。

5）提升教学质量

为了提升学生参与“医疗行业任务驱动”的积极性，A医学院物联网工程专业课程团队建设了“软件工程与医疗软件设计”“C语言程序设计”等课程的在线教学资源库。这些在线课程与线下课堂教学目标一致，主要为学生提供课堂教学前所需的知识资源和学习要求。学生可以在课前下载包括教学PPT、讲义、实践操作视频和模拟动画在内的一系列可视化学习资料，从而提前掌握授课内容的主要脉络，显著增强了课堂效果。由于学生在课前已学习相关资料，课堂上的师生互动和讨论深度显著提升。经过多年的“医工结合”教学实践与课程建设，“C语言程序设计”在线课程于2018年9月获批为校级精品课程，并于2021年成为省级一流线上线下混合式课程。课程组教师在获得省级和校级教学改革研究课题立项的同时，也发表了多篇关于“医工结合”教学改革的论文。

6）推动学科发展与科研创新

通过实施课程教学改革，A医学院物联网工程专业在专业与学科建设方面得到了全面发展。“医工结合”课程体系的建设及教学改革研究进一步促进了教师与行业和企业的交流。行业对“医工结合”跨学科的需求促使教师们主动学习，通过医、工学科的交叉点寻找灵感和亮点，拓宽了教学与科研的视野。教师们依托物联网工程技术，在临床路径优化、医学仿真、图像重建、器械模拟和智能决策等领域的研究上位于“医工结合”的前沿，有利于产出科研成果。课程建设促进了专业发展，专业发展丰富了学科内涵，为A医学院计算机科学技术学科的发展找到了新的突破口。

（2）“医工结合”课程教学改革的反思

A 医学院物联网工程专业在进行“医工结合”课程教学改革的研究、实践与反思后，认为可以在以下几个方面深化探索：首先，考虑如何通过“医工结合”的教育教学创新，将医学与工学学科知识有效地与行业应用结合，培养具备多学科交叉理论和行业应用能力的“医工融合”复合型人才。其次，探索如何更高效地构建“通专并重”的跨学科课程教学体系，开发适合医学院校的通识课程，以培养学生广阔的学术视野、严谨的逻辑思维以及解决实际问题的能力，同时进一步提升他们的职业素养。此外，课程组的教师还需深入学习高等教育研究的相关理论，在“教、学、思、研、用”一体化的课程教学中投入更多精力，尤其是在与行业和企业的深度融合方面，需不断积累经验和完善策略。

在对教学改革进行反思的过程中，我们也总结了一些研究经验。A 医学院物联网工程专业的教学改革主要通过“基于医疗行业任务的驱动教学法”来优化课堂教学，这一改革的成功实施依赖于两个重要因素：一方面，任课教师发挥了关键作用。尽管很多医学院校缩减甚至停招物联网工程专业，A 医学院却持续扩招。这得益于专业教师主动提升医学知识素养并积极参与临床应用项目。教师通过深入学习医学知识，完善了医工学科交叉专业的医学背景，从而顺利设计出基于医疗行业问题的课程，推动了教学方法的创新。另一方面，学生的积极参与也至关重要。任课教师将学生的成绩考核与他们参与项目和解决实际问题的能力挂钩，这有效调动了学生的学习热情。“任务驱动教学法”鼓励学生在独立完成简单程序设计后，主动思考如何利用工程技术优化行业路径，从而培养了学生的“医工结合”能力和协作精神。

综上所述，“培养过程”是构建“医工结合”培养模式的关键环节，其中跨学科课程教学尤为重要。它不仅承载了教学主体对“医工交叉”多学科知识的筛选、积累、重构、传播与升华的全过程，还通过实践与应用进一步揭示了“医工交叉”学科的知识结构特征。通过实施跨学科教育教学，帮助学生构建“医工结合”的学科知识体系和应用能力是培养过程的核心。这一过程不仅涉及知识观的变迁，还与政策导向、科技支持、行业发展以及社会需求等教育内外因素密切相关。